临床疾病综合护理研究

主编 王新芳 卜凡俊 时昱 刘秋芬

上海交通大学出版社
SHANGHAI JIAO TONG UNIVERSITY PRESS

内容提要

本书从基础出发，先介绍了常见护理工作模式与基础护理技术；后阐述了呼吸内科护理、消化内科护理、胃肠外科护理等临床护理。本书内容丰富、重点突出，既可作为临床护士工作实践的参考材料，也对临床实习护士的临床思维培养有一定的指导意义。

图书在版编目（CIP）数据

临床疾病综合护理研究/王新芳等主编. --上海：上海交通大学出版社，2023.10
ISBN 978-7-313-29123-3

Ⅰ．①临… Ⅱ．①王… Ⅲ．①护理学－研究 Ⅳ.①R47

中国国家版本馆CIP数据核字（2023）第134486号

临床疾病综合护理研究

LINCHUANG JIBING ZONGHE HULI YANJIU

主　　编：王新芳　卜凡俊　时　昱　刘秋芬	
出版发行：上海交通大学出版社	地　　址：上海市番禺路951号
邮政编码：200030	电　　话：021-64071208
印　　制：广东虎彩云印刷有限公司	
开　　本：710mm×1000mm 1/16	经　　销：全国新华书店
字　　数：217千字	印　　张：12.5
版　　次：2023年10月第1版	插　　页：2
书　　号：ISBN 978-7-313-29123-3	印　　次：2023年10月第1次印刷
定　　价：198.00元	

版权所有 侵权必究
告读者：如发现本书有印装质量问题请与印刷厂质量科联系
联系电话：010-84721811

图书在版编目（CIP）数据

人工智能会取代人类吗？/（澳）托比·沃尔什著；
闫佳译. -- 北京：北京联合出版公司，2018.7
 ISBN 978-7-5596-2122-1

①人… Ⅱ.①托… ②闫… Ⅲ.①人工智能-研究 Ⅳ.①TP18
中国版本图书馆CIP数据核字（2018）第088821号

著作权合同登记号 图字：01-2018-2774

IT'S ALIVE! ARTIFICIAL INTELLIGENCE FROM THE LOGIC PIANO TO KILLER ROBOTS By TOBY WALSH
Copyright: ©2017 BY TOBY WALSH
This edition arranged with La Trobe University Press, an imprint of Schwartz Publishing Pty Ltd
Through BIG APPLE AGENCY, INC., LABUAN, MALAYSIA.
Simplified Chinese edition copyright:
2018 BEIJING MEDIATIME BOOKS CO., LTD.
All rights reserved.

人工智能会取代人类吗？

作　　者：（澳）托比·沃尔什
译　　者：闫　佳
总 发 行：北京时代华语国际传媒股份有限公司
责任编辑：夏应鹏
封面设计：红杉林文化
版式设计：姜　楠

北京联合出版公司出版
（北京市西城区德外大街83号楼9层 100088）
北京中科印刷有限公司印刷　新华书店经销
字数200千字　　700毫米×1000毫米　1/16　　16印张
2018年7月第1版　　2018年7月第1次印刷
ISBN：978-7-5596-2122-1
定价：59.80元

未经许可，不得以任何方式复制或抄袭本书部分或全部内容
版权所有，侵权必究
本书若有质量问题，请与本社图书销售中心联系调换。电话：010-83670231

编委会

主 编

王新芳 卜凡俊 时 昱 刘秋芬

副主编

纪素娥 薛 英 马秀秀 张继聪

编 委（按姓氏笔画排序）

卜凡俊（山东省聊城市人民医院）

马秀秀（山东中医药大学第二附属医院）

王新芳（山东省济宁市兖州区人民医院）

刘秋芬（山东省日照市岚山区人民医院）

纪素娥（山东省菏泽市第六人民医院）

时 昱（山东省邹城市香城镇卫生院）

吴小燕（江苏省常州市儿童医院）

张文静（济宁医学院附属医院）

张继聪（山东省青岛优抚医院）

高春英（山东省菏泽市第三人民医院）

葛旭玲（江苏省溧阳市人民医院）

薛 英（山东省青岛第八人民医院）

前言

FOREWORD

护理学是一门以多学科理论为基础,研究护理现象及其发生、发展规律的应用学科,其理论性和实践性都很强。护理学的发展得益于护理前辈对护理的概念、理论、模式等方面的完善与创新。社会的进步和科学的发展,护理教育水平的不断提高,护理研究的广泛开展,护理实践的复杂性增加,护理知识体系的完善和扩展,都推动着护理学成为一门独立的学科。随着生活条件的提高和医疗事业的迅速发展,护理工作越来越受到人们的广泛关注。

临床护理工作是医疗卫生工作的重要组成部分,护理工作的质量直接关系到患者的生命健康和安全,关系到人民群众对医疗卫生服务的满意程度,决定着国家卫生行业和医疗机构的公众形象。护理技术操作流程和质量标准是实施护理工作规范化和标准化的基础,是保障护理工作质量的先决条件,为满足广大护理工作者在临床护理操作中的实际需要,编者在参考了国内外大量最新文献后编写了《临床疾病综合护理研究》一书,旨在为临床护理人员提供最新的专业理论和专业指导,帮助护理人员熟练掌握基本理论知识和临床护理技能,提高护理质量。

本书从基础出发,先介绍了常见护理工作模式与基础护理技术;后阐述了呼吸内科护理、消化内科护理、胃肠外科护理等临床护理。本书内容丰富、重点突出,结合了当前我国护理行业的实际情况,在内容编写上顺应学科专业发展趋势及教育教学改革，使内容更新颖，将护理学科专业的新知识、新成果、新技术融入其中，尽量体现其先进性、科学性和实用性。本书既可作为临床护士工作实践的参考材料，也对临床实习护士的临床思维培养有一定的指导意义。

由于编者的学识和工作实践有局限性，书中难免存在不足之处。为了进一步提高本书的质量，诚恳地希望各位读者不吝赐教，提出宝贵意见，以便再版时修正。

《临床疾病综合护理研究》编委会
2023年1月

目录

CONTENTS

第一章 常见护理工作模式 (1)
　第一节 临床护理路径 (1)
　第二节 系统化整体护理 (5)
　第三节 循证护理 (7)

第二章 基础护理技术 (11)
　第一节 经口鼻吸痰 (11)
　第二节 鼻饲术 (13)
　第三节 氧气吸入术 (16)
　第四节 导尿术 (21)
　第五节 协助沐浴 (27)

第三章 呼吸内科护理 (29)
　第一节 急性呼吸道感染 (29)
　第二节 慢性阻塞性肺疾病 (34)
　第三节 慢性支气管炎 (42)
　第四节 支气管哮喘 (47)
　第五节 支气管扩张症 (50)

第四章 消化内科护理 (56)
　第一节 上消化道大量出血 (56)
　第二节 反流性食管炎 (61)
　第三节 慢性胃炎 (65)
　第四节 肝硬化 (68)

第五节 病毒性肝炎 …………………………………………………… (77)

第五章 胃肠外科护理 …………………………………………………… (92)

 第一节 胃癌 …………………………………………………………… (92)

 第二节 胃十二指肠溃疡 ……………………………………………… (98)

 第三节 胃十二指肠损伤 ……………………………………………… (106)

 第四节 肠梗阻 ………………………………………………………… (110)

第六章 肝胆外科护理 …………………………………………………… (115)

 第一节 肝癌 …………………………………………………………… (115)

 第二节 急性梗阻性化脓性胆管炎 …………………………………… (122)

 第三节 胆道蛔虫病 …………………………………………………… (129)

 第四节 门静脉高压症 ………………………………………………… (131)

第七章 骨科护理 ………………………………………………………… (138)

 第一节 骨折 …………………………………………………………… (138)

 第二节 关节脱位 ……………………………………………………… (144)

 第三节 强直性脊柱炎 ………………………………………………… (147)

 第四节 类风湿关节炎 ………………………………………………… (150)

第八章 妇产科护理 ……………………………………………………… (155)

 第一节 自然流产 ……………………………………………………… (155)

 第二节 功能失调性子宫出血 ………………………………………… (158)

 第三节 子宫肌瘤 ……………………………………………………… (161)

 第四节 子宫内膜异位症 ……………………………………………… (164)

 第五节 子宫腺肌病 …………………………………………………… (170)

 第六节 妊娠合并高血压 ……………………………………………… (174)

 第七节 胎盘早剥 ……………………………………………………… (179)

 第八节 前置胎盘 ……………………………………………………… (182)

 第九节 早产 …………………………………………………………… (185)

 第十节 产后出血 ……………………………………………………… (188)

参考文献 ………………………………………………………………… (192)

第一章 常见护理工作模式

第一节 临床护理路径

临床护理路径(clinical nursing path,CNP)是一种科学、高效的医学护理管理模式,是综合多学科的医疗护理管理计划,属于临床路径的范畴。CNP和临床路径是相辅相成的,对临床路径的全面理解和学习能更好地促进对CNP的掌握。

一、临床路径

临床路径的概念起源于美国。20世纪70年代早期,美国高速发展的医疗技术、医疗体制及不断增加的慢性病和老年人口等因素,导致医疗费用高和健康服务资源被不适当地利用。美国政府为了降低医疗费用的增长,采取了一系列控制医疗资源利用的措施。在工业生产中应用广泛的关键路径技术遂被引入临床工作中,临床路径因而诞生。其基本原则是根据疾病严重程度的标准和医疗护理强度的标准,政府根据相应的疾病只对医院提供的适当的临床健康服务项目补偿医疗费用,以调控医院的临床服务,控制它的过度利用。其基础是由耶鲁大学研发的"诊断关联群"。因此,医院只能改变内部结构和运作方式,不断寻求提高医院的营运效率、提高医疗服务质量、降低医疗成本的措施。

临床路径是经过护理人员仔细地调查、核准,经医疗专家科学论证并经多学科组成员共同商讨制订的疾病康复路径,是针对某一个病种(或手术),以时间为横轴,以入院指导、诊断、检查、治疗、护理、教育和出院计划等手段为纵轴,制订标准化的治疗护理流程(临床路径表)。它以缩短平均住院日、减少医疗费用支出、节约医疗资源为目的,增强了诊疗活动的计划性,从而有效地降低医疗成本和有效地运用资源,同时也有利于医疗服务质量的控制和持续改进。

医院拥有领导的重视和支持,并且做好充分的思想动员与培训后方可开展临床路径。开展临床路径应遵循以下步骤:①充分尊重患者的意见;②选择要推行的疾病或手术;③选择开展临床路径的团队人员;④绘制临床路径图;⑤确定预期目标,建立评价标准;⑥收集与记录资料;⑦进行阶段评估与分析。

随着中国医疗卫生事业的发展,以患者为中心的整体医疗与整体护理作为一种先进的服务理念广为应用。我国已于2009年12月试点启动临床路径,2010年1月—2011年10月组织开展试点实施,现已完成评估总结工作,获得了丰富的经验。

二、CNP

CNP是患者住院期间的护理模式,是有计划、有目的、有预见性的护理工作。它通过依据每天护理计划标准,为患者制订从入院到出院的一整套医疗护理整体工作计划和健康教育的路线图或表格,使护理工作更加标准化、规范化。

(一)CNP 的产生和发展

1985年美国波士顿新英格兰医疗中心的护士赞德和她的助手们最先运用护理程序与工业中关键路径的概念。之后,CNP逐渐在欧美等国家和地区得以应用和推广,到20世纪80年代末,CNP已经成为美国开发的护理标准化工具。虽然CNP已于20世纪90年代传入中国大陆,但直到2002年在北京召开了临床路径研讨会后,临床路径才开始应用于医疗护理服务。随着CNP在国内许多医院不断被推广和研究,CNP作为医院医疗质量与服务质量管理改革的一项重要工具,已取得了明显的效果。

(二)CNP 的实施

1.CNP 的制订

CNP是指导临床护理工作的有效工具,它的制订必须满足以下条件。

(1)体现以患者为中心的原则。

(2)由多学科组成的委员会共同制定护理路径。

(3)以取得最佳护理效果为基本标准。

(4)依据现有的国际、国内疾病护理标准。

(5)有委员会签署发布的文字资料,能结合临床实践及时予以修改。

(6)由委员会定期修订,以保证符合当前的护理标准。

2.CNP 的内容

CNP通常包括查看前一天护理路径记录、实验室检查、实施治疗护理措施、用药、健康教育等。

3.CNP 的步骤

(1)患者入院后,主管医师、责任护士对患者进行评估,建立良好的护患关系,解释 CNP 的有关内容、目的和注意事项等,患者和家属同意实施 CNP 后,请患者签订知情同意书。

(2)护理小组长协同责任护士在 24 小时内制订护理计划。

(3)把 CNP 护理篇放于护理病历中,便于当班护士按照 CNP 上的参考时间落实措施,将 CNP 患者篇悬挂于床尾,告知患者在各时间段医师和护士将要为他们做的治疗和护理。

(4)护理小组长按每阶段内容认真执行和评估,病区医师、护士共同参与 CNP 的实施,并得到科主任的指导。

(5)护士长通过每天的护理查房督查是否达到预期目标并对护理人员进行指导,科护士长不定时检查与指导。对不能达到预期目标者,质量控制小组人员共同分析、修改、补充或重新制订护理计划和措施,完善和更新 CNP。

(6)出院前护士长对 CNP 的成效进行总结评价。

(三)CNP 的作用

CNP 作为一种提高医疗护理质量,降低医疗护理成本的全新医疗护理服务模式,现已受到越来越多的医院管理者和护理人员的青睐。CNP 主要有以下几个作用。

1.有利于健康教育的规范化,显著地提高护理效果

实施 CNP 之后,护士有更多的时间深入病房,按设置好的程序有序执行,保证临床护理工作持续改进和提高,使健康教育有章可循,明显提高了整体护理质量。和以往对患者灌输式的健康教育不同,CNP 中的健康教育是通过个别指导、讲解、操作示范、让患者观看录像等方法,使健康教育模式向多向式交流转化。

2.有利于提高患者的生活质量

CNP 的制定须遵循以患者为中心的原则,在具体的临床工作中护理人员也应以患者为中心指导、协调护理工作。CNP 以严格的时间框架为指导,使患者明确自己的护理目标,充分尊重了患者的知情权和监督权。不同的护理人员在 CNP 的帮助下也能很好地交流、传递信息,保证对患者的护理工作的延续性。

3.有利于护理工作的标准化,提高护理质量

CNP 是经多学科委员会审定的科学、实用、表格化的护理路线。护理人员有预见性、有计划地、主动地、连续地实施护理,帮助患者以最快的速度完成各项检查、诊疗,掌握好相关健康知识,对疾病发展、转归、预后进一步了解,使患者变被动为主动地配合治疗和护理,并能有效地减少护理疏漏。CNP使记录简单、一目了然,减少了书写护理文件的时间,让护理人员有更多的时间按设置好的程序执行。CNP克服了部分护理人员知识的缺陷,有章可循,明显提高了整体护理质量。

4.有利于增强护理人员团结协作的精神

CNP让护理人员能够全面、准确地观察患者的病情,能及时向医师提供对患者全面、准确地分析的信息,从而减少不必要的医疗处置,避免浪费资源,同时减少患者住院时因护理人员的处理程序不同而产生的各种变异情况。护理人员团结协作的精神得到增强,保证了患者住院期间医护工作的连续性和协调性,从而提高了服务质量和工作效率。

5.有利于有效地减少护理差错,提高患者对医院工作的满意度

CNP可使单病种的诊疗过程更加标准化、规范化、程序化。医务人员可以按照规程指导为患者提供医疗服务,以此来规范医疗行为。患者在住院期间能得到最有效、最有利的医疗护理服务,从而避免医疗纠纷或医疗事故的发生。

我国很多地区已经尝试实施CNP,不少患者在其中接受人性化的护理服务,能真切地感受到护理人员的关爱,能获得极大的满足感和安全感,这充分体现了"以人为本"的护理内涵。

三、对变异的处理

患者在住院期间不一定完全都能按照预先设计好的路径接受诊疗和护理,个别患者在假设的标准中出现偏差或在沿着标准临床路径接受医疗照护的过程中有所变化的现象称为变异。

根据引起变异因素的来源,临床路径研究人员将变异分为3类,即与医院系统相关的变异、与医务人员相关的变异和与患者相关的变异。

一旦出现负性变异,医务人员应迅速科学而全面地分析变异原因,结合客观实际,找出解决变异的最佳措施,不断修改、完善临床路径,积累经验。处理变异的成效如何,很大程度上取决于所有医疗服务人员对变异的认识和接受程度以及医院各个部门的合作与协调。需特别强调的是,对于变异的处理应因人而异、因地制宜,任何情况下都不能偏离科学的论据与论断,只有这样,才能使临床路径得到不断的完善和发展。

第二节　系统化整体护理

系统化整体护理是于20世纪90年代早期发展的一种护理模式,是以现代护理观为指导,以护理程序为核心,将临床护理服务与护理管理科学地结合起来,以患者为中心,为患者解决问题,系统地实施整体护理的临床护理组织管理模式。

一、系统化整体护理的产生和发展

20世纪70年代,世界范围内的医学思想发生了巨大的变化,世界卫生组织对健康赋予了新的含义,而生物-心理-社会医学模式的诞生,使以疾病为中心的护理模式向以人的健康为中心的系统化整体护理转变。1994年袁剑云教授将系统化整体护理引入我国。自此,我国护理界掀起了一场改革的浪潮——从功能制护理向系统化整体护理的转变。它是一项提高护理质量、改善护士形象、促进护理事业发展的举措。系统化整体护理在我国的发展大致经历了以下3个阶段。

(一)引进学习阶段

1994年在原卫生部和中华护理学会的协助下,袁剑云先后在北京、山东、上海等十多个省市举办"系统化整体护理与模式病房建设"研习班,帮助护理人员学习和理解系统化整体护理的内涵和实质。

(二)模式病房试点阶段

受过培训的护理管理者及护理骨干们回院后纷纷以不同的方式、最快的速度宣传、推广系统化整体护理。1995—1996年整体护理模式病房的试点工作在全国各大医院相继开展起来。

(三)模式病房全面推广阶段

模式病房的试点工作取得了显著成效后,原卫生部加大了对模式病房建设的支持,还成立了全国整体护理协作网及全国整体护理专家指导组,对具体工作进行指导,以确保整体护理的顺利进行。

二、系统化整体护理的内涵

系统化整体护理是以现代护理观为指导,以护理程序为核心将护理临床业务和护理管理的各个环节系统化的工作模式。核心是护理程序,以"整体性、系统化"为基础,目的是为患者解决问题。

(一)整体性

狭义的整体性是指护理应把服务对象视为生物的、社会的、文化的、发展的人,强调以人为中心,护理就是要解决人的整体的健康问题。广义的整体性是指护理专业的整体性,指护理行政与业务、护理管理与品质保证、护理教育与研究以及临床护理业务等环节都应紧密联系,相互配合,协调一致,以保证整体护理水平的提高。其内涵包括以下4点:①应把患者作为一个整体。②注重人的一生的整体。③注重社会的人的整体。④护理制度、护理管理、服务质量、护士素质等是一个整体。

(二)系统化

护理本身是由一些相互关联和相互作用的部分组成的一个系统的整体。"系统化"可分3个层次来理解。第一个层次是在临床的工作上,"护理程序"必须系统化,护士对每个工作环节都要做到以护理程序为框架,环环相扣。第二个层次是在医院管理上系统化,在确立护理管理制度、护理职责、护士行为考核标准,考虑护士的调配与组织,进行护理质量评价时都应以护理程序为框架。第三个层次是在实施系统化整体护理时,为使中国护理改革向前推进,必须在国家政策法规和各级行政管理方面系统化。

三、系统化整体护理的影响

(一)转变了护士单纯执行医嘱的从属地位

系统化整体护理以护理程序为核心,护理程序包括评估、诊断、计划、实施和评价5个步骤。它的出现标志着护士从单纯的"操作者"转变为"思考者"。实施整体护理后,护士有了自己的护理诊断,有了自己的工作模式——护理程序,除了执行医嘱外,把更多的时间用于对患者的诊断和健康问题的解决上。

(二)将健康教育纳入护士的日常工作,使护患关系密切

系统化整体护理要求护士把健康教育贯穿于护理操作的全过程。健康教育使护士更好地了解患者,正确地评估、照顾患者,建立良好的护患关系。

(三)规范了护理表格,便于评价护理效果

系统化整体护理以护理程序为框架设计各种护理表格,如患者入院评估表、健康教育表、住院评估表。每一份表格都有自己的作用,各表相互联系。这些表

格不仅详细地记录了患者住院期间的护理全过程,及时、准确地反映了患者的情况,还在护理记录中把患者的问题、护理措施与结果评价联系起来,以体现出患者经护理的最终效果。

四、责任制护理与系统化整体护理的异同

(一)共同点

责任制护理与系统化整体护理均以现代护理观为指导,按照护理程序的理论与方法开展工作。它们强调护士不是被动的执行者,而是主动的思考者;护士应对患者负责,而不是仅对医师负责;护理不是单纯的技术操作和疾病护理,而是涉及生理、心理、社会等层面的整体护理;恢复健康的过程不是护理人员单方面的活动,而是护理人员及患者的亲属共同参与和合作的活动过程。

(二)区别点

1. 责任制护理的特点

责任制护理强调责任护士应由业务水平高、临床经验丰富的护士承担,强调对患者的护理应有连续性。

2. 系统化整体护理的特点

系统化整体护理认为每个护士都可以做责任护士;重视健康教育,视护理为护患合作性活动;采用标准化护理表格,以减少护士用于病历书写的时间。

第三节 循证护理

循证护理是20世纪90年代受循证医学影响而产生的一种护理理念,直译为"以证据为基础的护理"。Muhall将其定义为"护理人员在计划其护理活动时,将科研结论与临床经验、患者需要相结合,获取实证,作为临床护理决策的过程。"

一、循证护理的产生与发展

循证护理的产生源于循证医学。1991年加拿大麦克马斯特大学的内科医学博士Guyatt在前人的基础上最先提出了"循证医学"这一术语。同校的大学护理系的Dicenso教授最早将循证医学应用于护理工作,提出循证护理的概念,

之后其观点迅速得到了广泛的关注和研究。循证护理在20世纪90年代迅速兴起和发展得益于两个条件：信息与网络技术的发展和政府的重视。

如今循证观念正在向许多其他学科渗透，其中循证护理既是循证医学的重要组成部分，又是独立的实践与研究领域，已引起世界上许多国家的重视。

随着中国护理事业的发展，临床护理、护理科研和护理教育体系不断完善，以实证为基础的循证护理已经开始受到学术界和临床护理工作者的高度重视。因此，积极探讨循证护理实践与研究，提出切实可行的对策，对促进中国循证护理的运用和发展、提高护理质量具有重要意义。

二、循证护理的概念与内涵

（一）概念

循证护理又称实证护理或以证据为基础的护理，其定义为慎重、准确、明智地应用当前所获得的最佳的研究依据，并根据护理人员的个人技能和临床经验，考虑患者的价值、愿望与实际情况，将三者结合起来制定出完整的护理方案。其核心是运用现有最新、最好的科学证据为服务对象提供服务，即以有价值的、可信的科学研究结果为证据，提出问题，寻找实证，并且运用实证，对患者实施最佳的护理。

（二）内涵

循证护理包含3个要素：可利用的最适宜的护理研究依据，护理人员的个人技能和临床经验，患者的实际情况、价值观和愿望。护理人员在制订患者的护理计划时应将这3个要素有机地结合起来，树立以科学研究指导实践、以科学研究带动实践的观念，促进护理学科的发展。同时，专业护理人员的经验积累也是护理实践不可缺少的财富。整体护理的中心理念是以患者为中心，从患者的实际情况出发，这同样也是循证护理的基本出发点，如果只注重统一化的所谓最佳行为，就会忽视个体化的护理。

三、循证护理的实践程序

（一）实践循证护理的原则

循证护理的操作原则是根据可靠的信息决定护理活动，实践循证护理应遵循的原则包括以下几点。

（1）根据有关护理信息提出相应问题。

(2) 根据最优资料和临床资料,搜索最佳证据。

(3) 评价各种证据的科学性和可靠性。

(4) 结合临床技能和患者的具体特点,将证据应用于临床实践。

(5) 评价实践后的效果和效率并进行改进。

(二) 循证护理的实践程序

一个完整的循证护理程序是由 5 个基本步骤组成：①确定临床护理实践中的问题；②检索有关文献；③分析与评价研究证据；④应用最佳证据指导临床护理实践；⑤实践反馈,对应用的效果进行评价。

(三) 循证护理应用方法举例

根据临床问题和情况,按照循证护理程序的实践步骤实施,举例如下。

例如,对创伤性骨折患者出现患肢肿胀、疼痛问题进行循证护理实践。

(1) 确定问题：多数创伤性骨折患者急诊入院时患肢肿胀明显,疼痛难忍,治疗上通常静脉滴注 20% 甘露醇或 β-七叶皂苷钠,5～7 天肿胀消退方可进行手术,不仅增加了患者的经济负担和护理人员的工作量,还影响到病房床位周转。

(2) 检索证据：查阅相关资料,获得具体检索结果。

(3) 分析、评价证据：冷疗可以使局部创面迅速降温,并可抑制组胺类炎性递质的释放,抑制微血管的通透性,减轻水肿,抑制高代谢,使局部温度降低到皮肤疼痛阈值之下,从而有效地缓解肿胀与疼痛。

(4) 应用证据：对有急性创伤(伤后 24～48 小时),患肢明显肿胀、疼痛,但末梢循环良好的患者进行冷疗,同时可将患肢抬高 15°～20°,观察肿胀消退及末梢血运情况。

(5) 评价护理效果：患肢 2 天后明显消肿,疼痛减轻,第 3 天可以进行手术。

四、循证护理对护理工作的促进

(一) 促进护理科研成果在临床中的应用

在循证护理的过程中,护理人员查找期刊资料和网络资源,也在临床实践中运用了关于护理的先进理念和科研成果,这些科研成果又在临床实践中得到验证、推广及修正,并再次用于指导临床护理实践。

(二) 促进护理人员知识更新及科研水平的提高

循证护理是科学指导护理实践的方法,使以经验为基础的传统护理向以科学为依据的现代护理发展。在循证护理实践时,护理人员要打破基于习惯、轻视研究的传统。这就要求护理人员具备扎实的医学知识、专业技能和临床护理知识,不断提高自己的专业水平,完善知识结构。

(三)改进护理工作效率,提高护理服务质量

推行循证护理能提高临床护理工作的质量和卫生资源配置的有效性。将证据应用于临床护理实践,可以避免一些不必要的工作步骤,一些低效率的操作也能被经过实践证明更有效的操作所取代,同时还可以减少不必要的试验性治疗。因此,花费在低效率操作和试验性干预上的时间和费用就可大大缩减,使护理实践工作在效率和效益两方面受益。

(四)促进护患关系的改善

循证护理改变了以往护理人员掌握主动权而患者只能被动接受治疗和护理的传统观念。护理人员有义务和责任将收集、获取的信息、证据告知患者及其家属,使其了解当前有效的诊疗方法、不良反应及费用等,护患双方相互交流互动,使患者及其家属根据自己的意愿和支付能力酌情进行选择,有利于获得患者及其家属的信任,达到最佳护理效果。因此,循证护理使传统的护患关系发生了质的变化。

(五)循证护理促进护理学科的发展

许多护理手段停留在约定俗成的习惯与经验阶段,缺乏科学依据。循证护理理念的出现打破了传统的思维和工作模式,为护理学的发展指明了方法论,使临床护理发展科学化,它以科学的方式促使经验向理论升华,从而促进了护理学科的发展。

(六)具有很大的经济学价值和法律意义

循证护理的理念是将科学与技术结合起来,为成本-效益提供依据,有利于节约资源,控制医疗费用的过快增长,具有经济学价值。此外,循证护理是通过正确利用及分析大量的临床资料来制订护理决策的,在此基础上进一步做出判断以指导临床各项治疗、护理措施,这一过程有着严格的事实依据。在法律规范日臻完善和患者维权意识日益增强的今天,将循证护理运用于临床不失为临床护理人员维护患者利益和保护自身合法权益的有力的措施。

循证护理同整体性护理一样,应渗透到护理的各个领域,一旦为护理人员所认同和接受,将使护理行为产生巨大的转变。

第二章 基础护理技术

第一节 经口鼻吸痰

一、目的

清除患者呼吸道分泌物,保持呼吸道通畅。

二、评估

(一)评估患者

(1)两人核对医嘱。

(2)核对患者床号、姓名、病历号和腕带(请患者自己说出床号和姓名)。

(3)评估患者病情、意识状态和合作程度。

(4)评估患者的呼吸状况、吸氧流量及口腔和鼻腔情况。

(5)评估患者呼吸道分泌物的量、黏稠度、部位。

(6)评估患者肺部:戴好听诊器,暴露患者胸部。①听诊部位:肺尖部位于锁骨中线第二肋间,肺中部位于腋前线第四肋间,肺底部位于腋中线第八肋间。②听诊顺序:从上到下,左右对称,每一部位听诊时间3~4秒,必要时吸痰前协助患者叩背。

(7)告知患者操作目的、方法和过程。

(二)评估环境

安静整洁,宽敞明亮。

三、操作前准备

(一)人员准备

仪表整洁,符合要求。洗手、戴口罩。

(二)物品准备

治疗车上层放置清洁盘(盘内放一次性吸痰管2根)、听诊器、生理盐水250 mL、手电筒、无菌棉签、小水杯1个,治疗巾折叠固定于床边,内放吸痰用长引流管接头前端。根据病情需要准备压舌板1个、开口器1个、口咽通气道1个、快速手消毒剂。要保证以上物品符合要求,均在有效期内。治疗车下层放置医疗废物桶、生活垃圾桶、含有效氯500 mg/L消毒液桶。

四、操作程序

(1)核对患者床号、姓名、病历号和腕带(请患者自己说出床号和姓名)。

(2)协助患者取得合适体位。

(3)取棉签蘸取小水杯内生理盐水,清洁一侧鼻腔。

(4)检查患者口腔,取下活动义齿。

(5)打开负压吸引开关,反折长引流管,检查吸痰器压力,吸痰器处于完好状态。

(6)打开一次性吸痰管外包装,取出无菌手套,展开无菌手套,将右手伸入无菌手套内,将垫纸置于患者胸前(注意不要污染手套)。

(7)取出吸痰管,缠于右手上,外包装弃于生活垃圾桶内。连接吸痰管与负压吸引器,试吸通畅。

(8)左手拇指抬起,使负压处于关闭状态,将吸痰管插入鼻腔,插管深度要适宜。打开负压,间断给予负压,吸痰时轻轻左右旋转上提吸痰管(痰液存留处可稍延长)吸净痰液,但每次吸引时间应<15秒。

(9)吸痰过程中嘱患者咳嗽,并随时观察病情变化,同时观察痰液(颜色、性质、量),判断吸痰效果。

(10)经口腔吸痰时,嘱患者张口,必要时使用口咽通气道或压舌板。对昏迷患者可以使用开口器帮助其张口,吸痰方法同清醒患者。

(11)吸痰后再次观察患者生命体征,清洁口鼻及面部,帮助患者恢复舒适体位。

(12)吸痰结束后用生理盐水或含有效氯500 mg/L消毒液冲洗吸痰管,将吸痰管盘于右手,连同患者胸前垫纸及手套一并弃于医疗废物桶内。

(13)用快速手消毒剂消毒双手,将治疗车推至一旁备用。

(14)洗手,书写护理记录单。

五、注意事项

(1) 遵守无菌操作原则,插管动作应轻柔、敏捷。

(2) 吸痰前后应当给予高流量吸氧,每次吸痰时间不宜超过15秒,如痰液较多,需要再次吸引,应间隔3~5分钟,患者耐受后再进行。1根吸痰管只能使用1次。

(3) 如患者痰液黏稠,可以配合叩背、雾化吸入、体位引流等胸部物理治疗方法稀释痰液;患者出现缺氧症状如发绀、心率下降等时,应当立即停止吸痰。

第二节 鼻 饲 术

一、目的

为不能经口进食的患者从胃管内灌注流质食物,保证患者摄入足够的营养、水分和药物。

二、评估

(一) 评估患者

(1) 两人核对医嘱。

(2) 核对床号、姓名、病历号和腕带(请患者自己说出床号和姓名)。

(3) 评估患者病情、意识状态、合作程度,有无插胃管经历。

(4) 告知患者鼻饲目的、注意事项和配合要点,以取得患者合作。

(5) 有义齿或戴眼镜者操作前应取下,妥善放置。

(6) 对于昏迷患者,若家属在床旁,可向其家属解释,以获得支持。

(7) 使用光源充足的手电筒检查患者鼻腔状况,包括鼻黏膜有无肿胀、炎症,有无鼻中隔偏曲和息肉等,既往有无鼻部疾病,鼻呼吸是否通畅。

(二) 评估环境

安静整洁,宽敞明亮,关闭门窗,室温适宜,隔离帘遮挡。

三、操作前准备

(一) 人员准备

仪表整洁,符合要求。洗手、戴口罩。

(二)物品准备

操作台上放置无菌包或鼻饲包、消毒液状石蜡、无菌纱布、无菌镊子、无菌镊子罐和持物钳。治疗车上层放置清洁盘内放 50 mL 注射器、一次性胃管 2 根、清洁治疗巾 1 块、无齿止血钳 1 把、无菌棉签、胶布、手套、听诊器、压舌板、温开水、鼻饲液、快速手消毒剂,要保证以上物品符合要求,均在有效期内。治疗车下层放置医疗废物桶、生活垃圾桶。检查鼻饲液有无变质过期,水温保持在 38~40 ℃。

(三)准备鼻饲盘

在操作台上打开无菌包外包装,用无菌持物钳将两个弯盘平放于外包装上,用无菌镊子夹取弯盘内的镊子置于弯盘一侧边缘。打开无菌纱布外包装,用弯盘内的镊子取出纱布,放于弯盘内,外包装弃于生活垃圾桶内,将消毒液状石蜡倒于其中一块纱布上,用略大的弯盘扣于另一个弯盘上,用外包布包裹,放置于治疗车上的治疗盘内备用。

四、操作程序

(1)核对床号、姓名、病历号和腕带(请患者自己说出床号和姓名)。如戴眼镜或义齿,应取下妥善放置。

(2)灌注鼻饲液前,患者取半卧位或坐位。无法坐起者取右侧卧位,头颈部自然伸直。将治疗巾围于患者颔下,并将弯盘置于口角旁。选择通畅一侧,用棉签清洁。

(3)插胃管:①备胶布 2~3 条。②打开鼻饲包,取出胃管和 50 mL 注射器(针头放入锐器桶)放入弯盘内,外包装弃于生活垃圾桶内。③测量胃管插入长度,并作一标记,方法为自前额发际至剑突的距离,或自鼻尖经耳垂至剑突的距离。或者参照胃管上刻度,保证胃管前端达到胃内,一般成人插入长度为 45~55 cm。④检查胃管是否通畅,用液状石蜡润滑胃管前段。用止血钳夹闭胃管的末端。⑤一手持纱布托住胃管,另一手持镊子夹住胃管前段,沿选定的一侧鼻孔缓缓插入鼻腔至 10~15 cm(咽喉部),嘱患者做吞咽动作,同时顺势将胃管轻轻插入至预定长度。⑥昏迷患者的插管:插管前先协助患者去枕、头向后仰,当胃管插入约 15 cm 时,左手将患者头部托起,使下颌靠近胸骨柄,将胃管沿后壁滑行缓缓插至预定长度。⑦验证胃管是否在胃内:用注射器抽吸,见胃内容物;向胃管内注入 10 mL 空气,用听诊器在左上腹部听到气过水声;将胃管末端放入盛水的治疗碗内,无气泡逸出。⑧证实后将胃管末端封帽盖好,用胶布固定胃管于鼻翼两侧和面颊部。

(4)灌注鼻饲液,接注射器于胃管末端,先回抽,见有胃内容物抽出,再注入温开水20 mL。遵医嘱缓慢灌注鼻饲液或药物,鼻饲毕,再次用注射器抽取20 mL温开水冲洗胃管,将胃管尾端的封帽盖好,取下治疗巾放于治疗车下层,将胃管盘好放于患者胸前兜内。

(5)鼻饲后维持原卧位20～30分钟,观察患者病情及有无不适,并告知注意事项,整理床单位。

(6)用快速手消毒剂消毒双手,推车回治疗室,按医疗废物分类处理原则处理用物。

(7)洗手,书写护理记录单。

五、停止鼻饲步骤

(1)核对医嘱和患者床号、姓名、病历号和腕带(请患者自己说出床号和姓名)。

(2)抬高床头取半卧位。

(3)戴手套,弯盘置于患者口角旁,轻轻揭去固定胃管的胶布,用纱布包裹贴近鼻孔处的胃管,嘱患者深呼吸,在患者呼气时拔管,边拔管边用纱布擦拭胃管,到咽喉处快速拔除。将胃管盘绕在纱布中,置于弯盘内。

(4)脱去手套,用棉签清洁患者鼻腔,擦净胶布痕迹,协助患者取舒适卧位。

(5)按医疗废物分类处理原则处理用物,洗手。

六、注意事项

(1)护患之间进行有效的沟通,可以减轻插入胃管时给患者和家属带来的心理压力。

(2)插管时动作轻柔,避免损伤食管黏膜。

(3)插管过程中,若插入不畅,应检查胃管是否盘在口中;若插管中患者出现呛咳、呼吸困难、发绀等情况,表示误入气管,应立即拔出。

(4)每次灌食前应检查并确定胃管是否在胃内,并注意灌注速度、温度、容量;每次鼻饲量不超过200 mL,水温保持在38～40 ℃,间隔时间不少于2小时。

(5)每天检查胃管插入深度,并检查患者有无胃潴留,每次灌注鼻饲前,抽吸并测量胃内残留量,若胃内容物超过150 mL,应通知医师减量或暂停鼻饲。

(6)鼻饲混合流质时,应当间接加温,防止蛋白凝固。

(7)鼻饲给药时,应先研碎溶解后再灌入,灌入前后应用20 mL生理盐水或温开水冲洗导管。

(8)长期鼻饲者,应每天进行口腔护理,普通胃管每周更换1次,硅胶胃管每月更换1次。

第三节 氧气吸入术

一、鼻导管氧气吸入

(一)目的

提高血氧含量和动脉血氧饱和度。

(二)评估

1. 评估用物

检查手电,使用状态良好。

2. 评估患者

(1)两人核对医嘱。

(2)核对患者床号、姓名、病历号和腕带(请患者自己说出床号和姓名)。

(3)了解患者病情、呼吸状态、缺氧程度(口唇和甲床发绀程度)、意识状态、合作程度和对吸氧的心理反应,鼻腔状况。

(4)告知患者用氧目的,操作方法,并指导患者配合。

3. 评估环境

安静整洁,宽敞明亮。床旁有无中心供氧装置,环境是否安全(无明火、无漏气)。

(三)操作前准备

1. 人员准备

仪表整洁,符合要求。洗手、戴口罩。

2. 物品准备

治疗车上层放置清洁盘或治疗盘内放置氧气装置1套(检查氧气装置是否完好)、一次性湿化瓶、一次性吸氧管2根、无菌棉签、小水杯1个、灭菌蒸馏水或灭菌注射用水(注明吸氧专用和日期)、护理治疗单、快速手消毒剂。要保证以上物品符合要求,均在有效期内。治疗车下层放置生活垃圾桶、医疗废物桶。

(四)操作程序

(1)核对床号、姓名、病历号和腕带(请患者自己说出床号和姓名)。

(2)协助患者取舒适卧位。

(3)安装氧气装置,向外轻拉下接头,检查安装是否牢固。

(4)拧下湿化瓶,打开灭菌注射用水(按取无菌溶液方法操作),先倒入小水杯少许灭菌注射用水,再向湿化瓶内倒入灭菌注射用水至1/2~2/3处,安装好湿化瓶。

(5)取棉签蘸取小水杯内灭菌注射用水,清洁一侧或双侧鼻腔,棉签置于医疗废物桶内。

(6)打开一次性吸氧导管外包装,取出吸氧管,外包装置于生活垃圾桶内,将一次性吸氧导管连接至吸氧装置上,打开流量表开关,遵医嘱调节至所需流量。

(7)再次核对患者床号和姓名。

(8)将吸氧管末端置于前臂内侧,检查吸氧管是否通畅,将吸氧管轻轻放入患者鼻孔,固定好吸氧管。

(9)观察患者缺氧改善情况,并告知注意事项和用氧安全,请患者不要自行调节氧流量等。将呼叫器放置于患者枕边,妥善安置患者。

(10)再次核对患者床号和姓名。

(11)用快速手消毒剂消毒双手。

(12)推车回治疗室,洗手。

(13)记录用氧开始时间和氧流量,定时巡视,观察患者用氧情况。

(五)停止吸氧

(1)遵医嘱停止氧气吸入,两人核对医嘱。

(2)携用物推车至患者床旁,核对床号、姓名、病历号和腕带。观察患者吸氧后症状改善情况(口唇和甲床发绀程度),并向患者解释。

(3)松开患者吸氧管固定装置,取下吸氧管,关闭流量表,将吸氧管摘下置于医疗废物桶内,协助患者用纸巾清洁面颊,纸巾置于生活垃圾桶内。

(4)妥善安置患者,整理床单位,将呼叫器放于患者枕边,卸下氧气装置,放置于治疗车下层。

(5)用快速手消毒剂消毒双手,推车回治疗室。

(6)按医疗废物分类处理原则处理用物,将氧气装置内液体倒出,拧下湿化孔杯,将湿化瓶和湿化孔杯浸泡在含有效氯500 mg/L消毒液桶内,30分钟后清洗晾干备用。氧气表用含有效氯 500 mg/L 消毒液小毛巾擦拭干净,放回原处备用。

(7)洗手,记录用氧停止时间。

(六)注意事项

(1)在操作过程中要随时注意患者的病情变化并给予人文关怀。

(2)严格遵守操作规程,切实做好防火、防油、防热,注意用氧安全。

(3)使用氧气时,应先调节氧流量后再使用,停用时应先拔除鼻导管,再关氧气开关,以免操作失误,大量氧气突然冲入呼吸道而损伤患者肺组织。

(4)一般情况下,湿化瓶内放 1/2~2/3 的灭菌注射用水或灭菌蒸馏水。肺水肿时遵医嘱瓶内放 30%~50%乙醇,因乙醇可降低肺泡内泡沫的表面张力,使泡沫破裂,扩大气体和肺泡壁接触面,使气体易于弥散,改善气体交换功能。

(5)氧气吸入浓度计算公式:浓度(%)=21+4×氧流量。

(6)长期吸氧患者,24 小时更换一次湿化瓶内液体。

(7)吸氧结束后,将湿化瓶和湿化孔杯浸泡在含有效氯 500 mg/L 消毒液桶内,30 分钟后清洗晾干备用。氧气表用含有效氯 500 mg/L 消毒液小毛巾擦拭干净,放回原处备用。

二、一次性吸氧装置氧气吸入

(一)目的

提高血氧含量和动脉血氧饱和度。

(二)评估

1.评估用物

检查手电,使用状态良好。

2.评估患者

(1)两人核对医嘱。

(2)核对患者床号、姓名、病历号和腕带(请患者自己说出床号和姓名)。

(3)了解患者病情、呼吸状态、缺氧程度(口唇和甲床发绀程度)、意识状态、合作程度和对吸氧的心理反应,鼻腔状况。

(4)告知患者用氧目的、操作方法,并指导患者配合。

3.评估环境

安静整洁,宽敞明亮。床旁有无中心供氧装置,环境是否安全(无明火、无漏气)。

(三)操作前准备

1.人员准备

仪表整洁,符合要求。洗手、戴口罩。

2.物品准备

治疗车上层放置清洁盘或治疗盘内放置氧气装置1套(检查氧气装置是否完好)、一次性湿化瓶、一次性吸氧管2根、无菌棉签、小水杯1个、灭菌蒸馏水或灭菌注射用水(注明吸氧专用和日期)、护理治疗单、快速手消毒剂。治疗车下层放置生活垃圾桶、医疗废物桶。

(四)操作程序

(1)携用物推车至患者床旁,核对床号、姓名、病历号和腕带(请患者自己说出床号和姓名)。

(2)协助患者取舒适卧位。

(3)安装氧气装置,向外轻拉下接头,检查安装是否牢固。

(4)打开一次性湿化瓶外包装,取出湿化瓶外包装置于生活垃圾桶内(有效期为11天)。

(5)确保氧气流量计处于关闭状态,将流量计插入设备带,拔除加湿通路瓶体进气口密封帽,将加湿通路瓶体进气口插入流量计快插接头内,听到"咔"声并略用力向下拉动不脱离即为连接成功。

(6)拔下加湿通路瓶体出气口密封帽,接通氧气调至所需流量10秒后,将输送管路(面罩软管)与加湿通路瓶体出口处连接,即可吸氧。

(7)打开灭菌注射用水,先倒入小水杯少许,取棉签蘸取小水杯内灭菌注射用水,清洁一侧或双侧鼻腔,棉签置于医疗废物桶内。

(8)打开一次性吸氧导管外包装,取出吸氧管,外包装置于生活垃圾桶内,将一次性吸氧导管连接至吸氧装置上,打开流量表开关,遵医嘱调节至所需流量。

(9)再次核对患者床号和姓名。

(10)将吸氧管末端置于前臂内侧,检查吸氧管是否通畅,将吸氧管轻轻放入患者鼻孔,固定好吸氧管。

(11)观察患者缺氧改善情况,并告知注意事项和用氧安全,请患者不要自行调节氧流量等。将呼叫器放置于患者枕边,妥善安置患者。

(12)再次核对患者床号和姓名。

(13)用快速手消毒剂消毒双手。

(14)推车回治疗室,洗手。

(15)记录用氧开始时间和氧流量,定时巡视,观察患者用氧情况。

(五)停止吸氧

(1)遵医嘱停止氧气吸入,两人核对医嘱。

(2)携用物推车至患者床旁,再次核对床号、姓名、病历号和腕带。观察患者吸氧后症状改善情况(口唇和甲床发绀程度),并向患者作好解释。

(3)松开患者吸氧管固定装置,取下吸氧管,关闭流量表,握持加湿通路瓶体的同时将快插接头压套上提即可取下产品。

(4)将吸氧管摘下置于医疗废物桶内,协助患者用纸巾清洁面颊,纸巾置于生活垃圾桶内。

(5)妥善安置患者,整理床单位,将呼叫器放于患者枕边,卸下氧气装置,放置于治疗车下层。

(6)用快速手消毒剂消毒双手,推车回治疗室。

(7)按医疗废物分类处理原则处理用物,将一次性湿化瓶和氧气鼻导管弃入医疗废物桶内,氧气表用含有效氯 500 mg/L 消毒液小毛巾擦拭干净,放回原处备用。

(8)洗手,记录用氧停止时间。

(六)注意事项

(1)在操作过程中要随时注意患者的病情变化并给予人文关怀。

(2)严格遵守操作规程,切实做好防火、防油、防热,注意用氧安全。

(3)包装和内容物破损,加湿通路漏液,零部件缺失、形变或连接部分分离时,严禁使用。

(4)加湿通路瓶体内湿化液混浊、有异物时,严禁使用。

(5)包装开启,立即使用。

(6)使用时严禁上提流量计快插接头压套,以免吸氧装置坠落。

(7)加湿通路瓶体使用时应保持竖直,倾斜不得超过 30°。

(8)使用氧气时,应先调节氧流量后再使用,停用时应先拔除鼻导管,再关氧气开关,以免操作失误,大量氧气突然冲入呼吸道而损伤患者肺组织。

(9)一般情况下,湿化瓶内放 1/2~2/3 的灭菌注射用水或灭菌蒸馏水。肺水肿时遵医嘱瓶内放 30%~50%乙醇,因乙醇可降低肺泡内泡沫的表面张力,使泡沫破裂,扩大气体和肺泡壁接触面,使气体易弥散,改善气体交换功能。

(10)氧气吸入浓度计算公式:浓度(%)＝21＋4×氧流量。

(11)长期吸氧患者,观察湿化瓶中无菌用水的量,及时更换。标明开瓶日期和有效期(有效期11天)。

(12)吸氧结束后,湿化瓶弃入生活垃圾桶,吸氧管弃入医疗废物桶。

(13)氧气表用含有效氯500 mg/L消毒液小毛巾擦拭干净,放回原处备用。

(14)当湿化液液面下降至最低液位线时须更换产品。

(15)除正常悬挂使用外,氧气流量计与加湿通路瓶体应分开放置,以免倾倒致湿化液进入流量计内。

(16)严禁挤压加湿通路瓶体,以免变形漏液。

第四节 导 尿 术

一、女患者导尿

(一)目的

(1)为尿潴留患者引出尿液,减轻痛苦。

(2)协助临床诊断留尿做细菌培养;测定残余尿量、膀胱容量和膀胱测压;进行尿道或膀胱造影等。

(3)为膀胱肿瘤患者进行膀胱化疗。

(4)抢救危重、休克患者时,准确记录尿量,测尿比重,观察患者病情变化。

(5)盆腔内器官手术前排空膀胱,避免术中误伤。

(6)某些泌尿系统疾病,术后留置导尿管,便于持续引流和冲洗,并可减轻手术切口的张力,利于愈合。

(7)昏迷,尿失禁,截瘫或会阴部、肛门有伤口不宜自行排尿者,可保持局部清洁、干燥。

(二)评估

1.评估患者

(1)两人核对医嘱。

(2)核对患者床号、姓名、病历号和腕带(请患者自己说出床号和姓名)。

(3)评估患者病情、年龄、意识、合作程度、心理反应和自理能力。

(4)解释操作目的和方法,指导患者配合。

(5)评估患者排尿和治疗情况。

(6)评估患者膀胱充盈度和会阴部皮肤清洁情况。

(7)评估患者尿道口周围情况,有无破溃。

2.评估环境

安静整洁,宽敞明亮(是否有屏风或隔帘遮挡)。

(三)操作前准备

1.人员准备

仪表整洁,符合要求。洗手、戴口罩。

2.物品准备

治疗车上层放置快速手消毒剂、一次性无菌导尿包(内有弯盘2个、带卡子的导尿管1根、镊子2把、碘伏棉球2包、孔巾、液状石蜡棉球1包、有盖标本小瓶2个、无菌手套2副、别针1个、引流袋1个、装有10 mL生理盐水注射器1支)、备用无菌导尿管1根、一套无菌冲洗盘(对合放置,一个盘内放无菌棉球8个、粗纱布1块、镊子2把)、0.25‰碘伏溶液、10%肥皂水、温水壶、备用引流袋1个、备用无菌手套1副。要保证以上物品符合要求,均在有效期内。治疗车下层放置一次性无菌棉垫2个、1 000 mL量杯1个、便盆、生活垃圾桶、医疗废物桶。

(四)操作程序

(1)携用物推车至患者床旁,与患者核对床号、姓名、病历号和腕带(请患者自己说出床号和姓名)。

(2)再次说明导尿的目的和指导患者配合。

(3)关好门窗,隔离帘遮挡。

(4)松开被尾,站于患者右侧,协助患者取仰卧屈膝位,脱去患者将对侧裤子盖在近侧腿上,将对侧腿和上身用棉被遮盖,注意保暖,双腿略外展,暴露会阴。

(5)一次性棉垫垫于臀下,臀下垫便盆。

(6)用快速手消毒剂消毒双手,在治疗车上将两弯盘平放,用第一把镊子取4个棉球放于空弯盘内,用10%肥皂水浸湿。

(7)持第一把镊子夹肥皂水棉球擦洗外阴,顺序为阴阜至远侧腹股沟-大小阴唇至近侧腹股沟-大小阴唇至阴蒂-尿道口-阴道口-肛门。

(8)将镊子放空弯盘内,用第二把镊子夹3个干棉球至空弯盘内。

(9)左手持温水壶,嘱患者鼓起腹部,冲阴阜。

(10)右手持第一把镊子分别取3个棉球,边冲边擦,顺序为远侧腹股沟-大小阴唇至近侧腹股沟-大小阴唇至阴蒂-尿道口-阴道口-肛门。

(11)将第一把镊子和空弯盘置于车下层。

(12)左手持0.25‰碘伏溶液,右手持镊子夹取最后一干棉球,分开左右小阴唇。

(13)用碘伏溶液冲洗。

(14)夹取无菌纱布将腹股沟和臀部液体擦干,弯盘、镊子置于车下层。

(15)撤去便盆和棉垫置于车下层。将初步消毒物品按医疗废物分类处理。用快速手消毒剂消毒双手。

(16)将无菌导尿包置于患者双腿之间,打开形成无菌区。

(17)戴无菌手套,铺孔巾。将空弯盘移至会阴下方,同时用一把镊子将碘伏棉球夹到空弯盘内并用该镊子夹取液状石蜡棉球润滑导尿管前端4～6 cm,检验水囊,用纱布分开小阴唇,暴露尿道口,用碘伏棉球消毒。顺序为尿道口-对侧小阴唇-近侧小阴唇-再消毒尿道口。

(18)再次核对患者床号和姓名。

(19)更换镊子,夹住导尿管缓缓插入4～6 cm,同时指导患者调整呼吸、放松,见尿后再插入1～2 cm。给水囊注水10 mL,向外轻拉导尿管,确保固定有效。

(20)擦净外阴部,准确连接集尿袋并妥善固定,尿袋收集袋低于耻骨联合水平。整理用后的物品并放入车下。

(21)告知患者注意事项,再次核对患者床号和姓名。

(22)脱去手套,用快速手消毒剂消毒双手。

(23)在导尿管分叉处粘贴导尿管标识,并注明留置时间,并用标记笔在尿袋上做好相应的标记(名称和时间)。

(24)协助患者穿好衣裤并恢复舒适体位,整理床单位,观察患者病情变化,呼叫器放于患者枕边,并做好解释工作。

(25)用快速手消毒剂消毒双手,携用物回治疗室,按医疗废物处理原则清理用物。肝功能异常和感染的患者按消毒隔离处理。

(26)洗手,按要求书写护理记录单。

(五)注意事项

(1)导尿过程中严格遵循无菌技术操作原则,避免污染,保护患者隐私。

(2)为女患者导尿时,注意看清尿道口,勿将导尿管插入阴道。如误入阴道,应立即更换导尿管重新插入。

(3)尿潴留患者一次导出尿量不宜超过1 000 mL,以防出现虚脱和血尿。

(4)每根导尿管只能使用一次。应选择粗细适宜的导尿管,插管时动作轻柔。

(5)保护患者自尊,耐心解释,操作环境要遮挡,应注意保暖。

(6)指导患者在留置导尿管期间保证充足液体入量,预防发生结晶和感染。

(7)患者离床时,导尿管和尿袋应妥善安置。

(8)指导患者在留置导尿管期间注意防止导尿管打折、弯曲、受压、脱出等情况发生,保持通畅。

(9)指导患者保持尿袋高度低于耻骨联合水平,防止逆行感染。

(10)指导长期留置导尿管的患者进行骨盆底肌的锻炼,增强控制排尿的能力。

二、男患者导尿

(一)目的

(1)解除患者尿潴留。

(2)手术前准备。

(3)留取无菌尿培养标本。

(4)为膀胱肿瘤患者进行膀胱腔内化疗和协助临床诊断。

(二)评估

1.评估患者

(1)两人核对医嘱。

(2)核对床号、姓名、病历号和腕带(请患者自己说出床号和姓名)。

(3)了解患者病情、意识状态、配合能力、心理反应和自理能力。

(4)向患者解释操作目的和过程,取得患者配合。

(5)评估患者排尿和治疗情况。

(6)评估患者膀胱充盈度和会阴部皮肤清洁情况。

(7)评估患者尿道口周围情况,有无破溃。

2.评估环境

安静整洁,宽敞明亮,室温适宜。

(三)操作前准备

1.人员准备

仪表整洁,符合要求。洗手、戴口罩。

2.物品准备

治疗车上层放置快速手消毒剂、一次性无菌导尿包[内有弯盘2个、导尿管1根、一次性尿袋1个、镊子2把、推注器(含预注水)、孔巾1张、消毒液状石蜡棉纱1包、试管1个、无菌手套1副]、纱布1块、清洁包1套(包括弯盘1个、碘伏棉球1包、镊子1把、无菌手套1只、纱布1块)、无菌镊子罐和持物钳、备用导尿管1根、别针1个、备用尿袋1个、一次性中单1个。要保证以上物品符合要求,均在有效期内。治疗车下层放置1 000 mL量杯1个、生活垃圾桶、医疗废物桶。

(四)操作程序

(1)携用物推车至患者床旁,与患者核对床号、姓名、病历号和腕带(请患者自己说出床号和姓名)。

(2)再次说明导尿的目的。

(3)关好门窗,隔离帘遮挡。

(4)松开被尾,站于患者右侧,协助患者脱去对侧裤子盖在近侧腿上,对侧腿用被子遮盖。协助患者取仰卧屈膝位,双腿略外展,暴露外阴。

(5)臀下垫一次性中单。

(6)用快速手消毒剂消毒双手。

(7)在治疗车上打开导尿包,取出清洁包。

(8)撕开消毒棉球袋,倒入弯盘内,弯盘置于两腿之间。

(9)左手戴无菌手套,右手持镊子夹棉球依次消毒,步骤如下:①先擦洗阴茎背面,顺序为中、左、右各用一个棉球擦洗。②左手持纱布提起阴茎并后推包皮,充分暴露冠状沟,夹取棉球依次螺旋擦洗尿道口、龟头、冠状沟。③将阴茎提起,用棉球自龟头向下消毒至阴囊处,顺序为中、左、右。④将纱布垫于阴茎与阴囊之间。

(10)用后物品放置弯盘内,并将弯盘移至床尾,脱手套。

(11)用快速手消毒剂消毒双手。

(12)在患者两腿间打开导尿包,戴手套,取出消毒棉球放于弯盘一侧。

(13)取尿袋与导尿管衔接后,撕开液状石蜡棉纱袋,用无菌镊夹液状石蜡纱布润滑导尿管。

(14)铺孔巾,孔巾与导尿包内面重叠。

(15)左手垫纱布提起阴茎,使之与腹壁呈60°,暴露尿道口,螺旋消毒尿道口和龟头,左手不动,右手另换无菌镊子持导尿管,轻轻插入尿道,见尿后将导尿管全部插入,气囊导尿管注水10~15 mL,轻拉导尿管有阻力感则证明已固定好,顺势将包皮复原。

(16)将尿袋从孔巾中穿出,通过股下用别针固定在床沿上。

(17)导尿完毕,撤去孔巾,擦净外阴,撤去一次性中单。脱去手套。

(18)在导尿管分叉处粘贴导尿管标识,注明留置时间,并用黑色记号笔在尿袋上做好相应的标记(名称和时间)。

(19)再次核对患者床号和姓名。

(20)协助患者恢复舒适体位,整理床单位,呼叫器置于患者枕边,并做好解释工作,告知患者注意事项,拉开隔帘。

(21)用快速手消毒剂消毒双手。

(22)携用物回治疗室,按医疗废物处理原则清理用物。

(23)洗手,按要求书写护理记录单。

(五)注意事项

(1)导尿过程中严格遵循无菌技术操作原则,避免污染,导尿管脱出或污染时,应更换导尿管重新插入。

(2)操作中注意保护患者隐私。

(3)充分润滑导尿管,插管必须轻柔,尤其为男患者导尿时,应注意3个弯曲2个狭窄,切忌过快过猛,防止损伤尿道黏膜。

(4)尿潴留患者一次导出尿量不宜超过1 000 mL,以防出现虚脱和血尿。

(5)指导患者在留置导尿管期间保证充足液体入量,预防发生结晶或感染。

(6)指导患者在留置导尿管期间注意防止导尿管打折、弯曲、受压、脱出等情况发生,保持通畅。

(7)指导患者保持尿袋高度低于耻骨联合水平,防止逆行感染。

(8)定时排放引流袋尿液,按要求定时更换引流袋和导尿管,每天清洁尿道口,保持局部清洁、干燥。

(9)注意倾听患者的主诉,并观察尿液有无异常。

第五节 协助沐浴

一、目的

(1)去除皮肤污垢,保持皮肤清洁,使患者舒适。

(2)促进皮肤血液循环,增强其排泄功能,预防感染和压疮等并发症。

(3)观察患者全身皮肤有无异常,为临床诊治提供依据。

二、评估

(一)评估患者

(1)两人核对医嘱。

(2)核对患者床号、姓名、病历号和腕带(请患者自己说出床号和姓名)。

(3)评估患者病情、意识和心理状态、自理能力、合作程度。

(4)评估患者肢体肌力和关节活动度、皮肤感觉、清洁度,皮肤有无异常改变。

(5)评估患者对保持皮肤清洁、健康相关知识的了解程度和要求等。

(6)向患者解释操作的目的、方法、注意事项和指导患者配合。

(二)评估环境

安静整洁,宽敞明亮,必要时进行遮挡。

三、操作前准备

(一)人员准备

仪表整洁,符合要求。洗手、戴口罩。

(二)物品准备

治疗车上层放置毛巾、浴巾、浴液、洗发液、清洁衣裤、拖鞋、快速手消毒剂,要保证以上物品符合要求,均在有效期内。治疗车下层放置医疗废物桶、生活垃圾桶。

(三)环境准备

调节室温至 24 ℃±2 ℃,水温保持在 40~45 ℃。

四、操作程序

(1)携用物推车至患者床旁,核对床号、姓名、病历号和腕带(请患者自己说出床号和姓名)。

(2)协助患者将洗浴用具放于浴盆或浴室内易取处,并放置防滑垫。

(3)协助患者进入浴室,嘱其穿好防滑拖鞋,协助其脱衣裤。

(4)指导患者调节冷、热水开关和使用浴室呼叫器,不反锁浴室门。

(5)扶持患者进入浴盆。

(6)沐浴后协助患者移出浴盆或浴室,用浴巾帮其擦干皮肤,穿清洁衣裤。

(7)协助患者回病床,取舒适卧位,观察患者沐浴后反应。

(8)将洗浴用具归还原处,清洁浴室。

(9)用快速手消毒剂消毒双手后推车回治疗室,按医疗废物分类处理原则处理用物。

(10)洗手,书写护理记录,记录沐浴时间、患者反应等。

五、注意事项

(1)沐浴应在进食1小时后进行,以免影响消化功能。

(2)妊娠7个月以上孕妇不宜盆浴,衰弱、创伤和心脏病需卧床休息的患者,均不宜盆浴和淋浴。

(3)注意室温和水温的调节,防止患者受凉或烫伤。

(4)浴室内应配备防跌倒设施(防滑垫、浴凳、扶手等)。

(5)向患者解释呼叫器的使用方法,嘱患者如在沐浴过程中感到不适应立即呼叫请求帮助。

(6)沐浴时不应用湿手接触电源开关,不要反锁浴室门。

(7)沐浴时入浴时间不可过久,防止发生晕厥、跌倒等意外。

(8)若遇患者发生晕厥,应迅速到位进行救治和护理。

第二章 呼吸内科护理

第一节 急性呼吸道感染

急性呼吸道感染通常包括急性上呼吸道感染和急性气管-支气管炎。急性上呼吸道感染是鼻腔、咽或喉部急性炎症的总称,常见病原体为病毒,仅有少数由细菌引起,该病全年皆可发病,但冬春季节多发,具有一定的传染性,有时引起严重的并发症,应积极防治。急性气管-支气管炎是指感染、物理、化学、过敏等因素引起的气管-支气管黏膜的急性炎症,可由急性上呼吸道感染蔓延而来,多见于寒冷季节或气候多变时。

一、护理评估

(一)病因及发病机制

1.急性上呼吸道感染

70%~80%的急性上呼吸道感染是由病毒引起的。这些病毒包括流感病毒、副流感病毒、呼吸道合胞病毒、腺病毒、鼻病毒等。由于感染病毒类型较多,又无交叉免疫,人体产生的免疫力较弱且短暂,在健康人群中有病毒携带者,故一个人可多次发病。细菌感染可直接或在病毒感染之后发生,细菌以溶血性链球菌最为多见,其次为流感嗜血杆菌、肺炎链球菌和葡萄球菌,偶见革兰阴性杆菌。当全身或呼吸道局部防御功能降低时易患病,年老体弱或有慢性呼吸道疾病者更易患病。该病可通过含有病毒的飞沫或被污染的用具传播。

2.急性气管-支气管炎

(1)感染:由病毒、细菌直接感染;或急性上呼吸道病毒(如腺病毒、流感病毒)、细菌(如流感嗜血杆菌、肺炎链球菌)感染迁延而来,也可在病毒感染后继发细菌感染;亦可为衣原体和支原体感染。

(2)物理、化学性因素:吸入过冷空气、粉尘、刺激性气体或烟雾使气管-支气管黏膜受到急性刺激和损伤,可引起该病。

(3)变态反应:吸入花粉、有机粉尘、真菌孢子等及对细菌蛋白质过敏,均可引起气管-支气管的变态反应。寄生虫(如钩虫、蛔虫的幼虫)移行至肺,也可致病。

(二)健康史

应询问患者有无受凉、淋雨、过度疲劳等使机体抵抗力降低等情况,应注意询问本次起病的情况、既往健康情况、有无呼吸道慢性病史。

(三)身体状况

1.急性上呼吸道感染

急性上呼吸道感染的主要症状和体征个体差异大,根据病因不同可有不同类型,各型的症状、体征之间无明显界定,也可互相转化。

(1)普通感冒:以鼻咽部卡他症状为主要表现,俗称伤风。成人的普通感冒多为鼻病毒所致,起病较急,初期有咽干、咽痒或咽痛,同时或数小时后打喷嚏、鼻塞、流清水样鼻涕,2~3天分泌物变稠,伴咽鼓管炎,可引起听力减退,伴流泪、味觉迟钝、声嘶、咳嗽、低热、轻度畏寒和头痛。检查可见鼻腔黏膜充血、水肿、有分泌物,咽部轻度充血。如无并发症,一般经5~7天痊愈。

流行性感冒(简称流感)则由流感病毒引起,起病急,鼻咽部症状较轻,但全身症状较重,伴高热、全身酸痛和眼结膜炎症状,而且常有较大或大范围的流行。

对流感应及早应用抗流感病毒药物。起病1~2天应用抗流感病毒药物治疗,才能取得最佳疗效。目前抗流感病毒药物包括离子通道 M_2 阻滞剂和神经氨酸酶抑制剂两类。离子通道 M_2 阻滞剂包括金刚烷胺和金刚乙胺,主要对甲型流感病毒有效。金刚烷胺类药物是治疗甲型流感的首选药物,有效率达70%~90%。金刚烷胺的不良反应有神经质、焦虑、注意力不集中和轻微头痛等,一般在用药后几小时出现。金刚乙胺的毒副作用较小。胃肠道反应主要为恶心和呕吐,停药后可迅速消失。肾功能不全的患者需要调整金刚烷胺的剂量,对于老年人或肾功能不全者需要密切监测不良反应。神经氨酸酶抑制剂——奥司他韦(商品名为达菲),作用机制是通过干扰病毒神经氨酸酶保守的唾液酸结合位点,从而抑制病毒的复制,对A(包括H5N1)和B亚型流感病毒均有效。成人每次口服75 mg奥司他韦,每天2次,连服5天,但须在症状出现2天内开始用药。奥司他韦的不良反应少，一般为恶心、呕吐等消化道症状，也有腹痛、头痛、头晕、失眠、咳嗽、乏力等不良反应的报道。

(2)病毒性咽炎和喉炎：临床特征为咽部发痒、不适、有灼热感，声嘶，讲话困难，咳嗽，咳嗽时咽喉疼痛，无痰或痰呈黏液性，发热和乏力。伴有咽下疼痛，常提示有链球菌感染；体检发现咽部明显充血和水肿、局部淋巴结肿大且触痛，提示流感病毒和腺病毒感染；腺病毒咽炎可伴有眼结膜炎。

(3)疱疹性咽峡炎：主要由柯萨奇病毒 A 引起，夏季好发。患者有明显咽痛，常伴有发热，病程约为一周。体检可见咽充血，软腭、腭垂、咽和扁桃体表面有灰白色疱疹及浅表溃疡，周围有红晕。该病多见儿童，偶见于成人。

(4)咽结膜热：常为柯萨奇病毒、腺病毒等引起，夏季好发，以游泳传播为主，多见于儿童。该病表现为发热、咽痛、畏光、流泪、咽及结膜明显充血。病程为 4~6 天。

(5)细菌性咽-扁桃体炎多由溶血性链球菌感染所致，其次为流感嗜血杆菌、肺炎链球菌、葡萄球菌等引起。起病急，咽痛明显，伴畏寒、发热，体温超过 39 ℃。检查可见咽部明显充血，扁桃体充血、肿大，其表面有黄色点状渗出物，颌下淋巴结肿大伴压痛，肺部无异常体征。

该病如不及时治疗可并发急性鼻窦炎、中耳炎、急性气管-支气管炎。部分患者可继发病毒性心肌炎、肾炎、风湿热等。

2.急性气管-支气管炎

急性气管-支气管炎起病较急，常先有急性上呼吸道感染的症状，继之出现干咳或少量黏液性痰，随后可转为黏液脓性痰或脓性痰，痰量增多，咳嗽加剧，偶可痰中带血。全身症状一般较轻，可有发热，达 38 ℃左右，多于 3 天后消退。咳嗽、咳痰为常见的症状，咳嗽常为阵发性，咳嗽、咳痰可延续 2~3 周才消失，如迁延不愈，则可演变为慢性支气管炎。呼吸音常正常或变粗，可听到两肺散在的干啰音、湿啰音。

(四)实验室及其他检查

1.血常规

病毒感染者的白细胞计数正常或偏低，淋巴细胞比例升高；细菌感染者的白细胞计数和中性粒细胞增多，可有核左移现象。

2.病原学检查

可做病毒分离和病毒抗原的血清学检查，确定病毒类型，以区别病毒和细菌感染。细菌培养及药物敏感试验可判断细菌类型，并可指导临床用药。

3.X 线检查

胸部 X 线摄片多无异常改变。

二、主要护理诊断及医护合作性问题

(一)舒适的改变

鼻塞、流涕、咽痛、头痛与病毒和/或细菌感染有关。

(二)潜在并发症

潜在并发症有鼻窦炎、中耳炎、心肌炎、肾炎、风湿性关节炎。

三、护理目标

患者躯体不适缓解,日常生活不受影响,体温恢复正常,呼吸道通畅,睡眠改善,无并发症发生或并发症被及时控制。

四、护理措施

(一)一般护理

护理人员应注意隔离患者,减少探视,避免交叉感染;对患者使用的餐具、痰盂等用具应按规定消毒,或用一次性器具,回收后焚烧。患者咳嗽或打喷嚏时应避免对着他人。患者要多饮水,补充足够的热量,吃清淡、易消化、高热量、富含营养的食物,避免刺激性食物,戒烟、酒。患者以休息为主,特别是在发热期间。部分患者往往因剧烈咳嗽而影响正常的睡眠,护理人员应给患者提供容易入睡的休息环境,保持病房温度、湿度适宜和空气流通;保证周围环境安静,关闭门窗;指导患者运用促进睡眠的方式,如睡前泡脚、听音乐;必要时可遵医嘱给予镇咳、祛痰或镇静药物。

(二)病情观察

护理人员应关注患者鼻咽部的症状、体征、血常规和 X 线胸片的改变,注意并发症。耳痛、耳鸣、听力减退、外耳道流脓等提示有中耳炎;头痛剧烈、发热、有脓涕、鼻窦有压痛等提示有鼻窦炎;在恢复期出现胸闷、心悸、眼睑水肿、腰酸和关节痛等提示有心肌炎、肾炎或风湿性关节炎。

(三)对症护理

1.高热护理

对体温超过 37.5 ℃的患者,护理人员应每 4 小时测 1 次体温,观察体温过高的早期症状和体征,患者体温突然升高或骤降时,应随时测量和记录,并及时报告医师。患者体温超过 39 ℃时,护理人员应采取物理降温,如果降温效果不好,可遵照医嘱选用适当的解热剂进行降温。患者出汗后护理人员应及时处理,保持患者皮肤的清洁和干燥,并注意为其保暖,鼓励患者多饮水。

2.保持呼吸道通畅

护理人员应清除患者气管、支气管内的分泌物,减少痰液在气管、支气管内的聚积;指导患者采取舒适的体位进行有效咳嗽;观察咳痰情况,如痰液较多且黏稠,可嘱患者多饮水,或遵照医嘱给予雾化吸入治疗,以湿润气道、利于痰液排出。

(四)用药护理

1.对症治疗

医师选用抗感冒复合剂或中成药减轻发热、头痛,减少鼻、咽充血和分泌物,如对乙酰氨基酚(扑热息痛)、银翘解毒片。干咳者可选用右美沙芬、喷托维林(咳必清)等。咳嗽有痰者可选用复方氯化铵合剂、溴己新(必嗽平),或雾化祛痰。咽痛者可含服喉片或草珊瑚片等。气喘者可用平喘药,如特布他林、氨茶碱。

2.抗病毒药物

早期应用抗病毒药有一定疗效,可选用利巴韦林、奥司他韦、金刚烷胺、吗啉胍和抗病毒中成药等。

3.抗菌药物

如有细菌感染,最好根据药物敏感试验选择有效的抗菌药物治疗,常可选用大环内酯类、青霉素类、氟喹诺酮类及头孢菌素类药物。

护理人员应根据医嘱选用药物,告知患者药物的作用、可能发生的不良反应和服药的注意事项,如按时服药;对应用抗生素者,注意观察有无迟发性变态反应发生;对于应用解热镇痛药者注意避免大量出汗引起虚脱等;告知患者发现异常及时就诊。

(五)心理护理

急性呼吸道感染预后良好,多数患者于一周内康复,仅少数患者可因咳嗽迁延不愈而发展为慢性支气管炎,患者一般无明显心理负担。但如果咳嗽较剧烈,伴有发热,可能会影响患者的睡眠,进而影响工作和学习,个别患者产生急于缓解咳嗽等症状的焦虑情绪。护理人员应与患者进行耐心、细致的沟通,通过对病情的客观评价,解除患者的心理顾虑,建立治疗疾病的信心。

(六)健康指导

1.疾病知识指导

护理人员应帮助患者和家属掌握急性呼吸道感染的相关知识,告知患者避免受凉、过度疲劳,注意保暖,外出时可戴口罩,避免寒冷空气对气管、支气管的刺激;叮嘱患者积极预防和治疗上呼吸道感染,症状改变或加重时应及时就诊。

2.生活指导

护理人员应叮嘱患者平时加强耐寒锻炼,增强体质,提高机体免疫力;有规律地生活,避免过度劳累;保持室内空气新鲜、阳光充足;少去人群密集的公共场所;戒烟、酒。

五、护理评价

患者舒适度改善,睡眠质量提高,未发生并发症或发生后被及时控制。

第二节 慢性阻塞性肺疾病

慢性阻塞性肺疾病(chronic obstructive pulmonary disease,COPD)是一种以不完全可逆性气流受限为特征,呈进行性发展的肺部疾病。COPD 是呼吸系统疾病中的常见病和多发病,由于其患病人数多,死亡率高,社会经济负担重,已成为一个重要的公共卫生问题。

COPD 与慢性支气管炎及肺气肿密切相关。慢性支气管炎是指气管、支气管黏膜及其周围组织的慢性、非特异性炎症。如患者每年咳嗽、咳痰达 3 个月以上,至少持续 2 年,并排除其他已知原因的慢性咳嗽,即可诊断为慢性支气管炎。阻塞性肺气肿(简称肺气肿)是指肺部终末细支气管远端气腔出现异常持久的扩张,并伴有肺泡壁和细支气管的破坏而无明显肺纤维化。当慢性支气管炎和/或肺气肿患者肺功能检查出现气流受限并且不能完全可逆时,可视为 COPD。如患者只有慢性支气管炎和/或肺气肿,而无气流受限,则不能视为 COPD,而视为 COPD 的高危期。支气管哮喘也具有气流受限,但支气管哮喘是一种特殊的气道炎症性疾病,其气流受限具有可逆性,它不属于 COPD。

一、护理评估

(一)病因及发病机制

确切的病因不清,可能与下列因素有关。

1. 吸烟

吸烟是最危险的因素。国内外的研究均证明吸烟与慢性支气管炎的发生有密切关系,吸烟者慢性支气管炎的患病率远比不吸烟者高,吸烟时间愈长,量愈大,COPD的患病率愈高。烟草中的多种有害化学成分可损伤气道上皮细胞,使巨噬细胞的吞噬功能降低和纤毛运动减退;黏液分泌增加,使气道的净化能力减弱;支气管黏膜充血、水肿、黏液积聚,而易引起感染。慢性炎症及吸烟刺激黏膜下感受器,引起支气管平滑肌收缩,气流受限。烟草、烟雾还可使氧自由基增多,诱导中性粒细胞释放蛋白酶,抑制抗蛋白酶系统,使肺弹力纤维受到破坏,诱发肺气肿形成。

2. 职业性粉尘和化学物质

职业性粉尘及化学物质(如烟雾、变应原、工业废气及室内污染空气)的浓度过大,或人与之接触时间过长,均可导致与吸烟无关的COPD。

3. 空气污染

空气污染中的有害气体(如二氧化硫、二氧化氮、氯气)可损伤气道黏膜,并有细胞毒作用,使纤毛清除功能下降,黏液分泌增多,为细菌感染创造条件。

4. 感染

感染是COPD发生、发展的重要因素之一。长期、反复感染可破坏气道正常的防御功能,损伤细支气管和肺泡。引发感染的主要病毒为流感病毒、鼻病毒和呼吸道合胞病毒。细菌感染以肺炎链球菌、流感嗜血杆菌、卡他莫拉菌及葡萄球菌感染多见。支原体感染也是重要因素之一。

5. 蛋白酶-抗蛋白酶失衡

蛋白酶对组织有损伤和破坏作用。抗蛋白酶对弹性蛋白酶等多种蛋白酶有抑制功能。在正常情况下,弹性蛋白酶与其抑制因子处于平衡状态。其中α_1-抗胰蛋白酶(α_1-AT)是活性最强的一种。蛋白酶增多和抗蛋白酶不足均可导致组织结构破坏,产生肺气肿。

6. 其他

机体内在因素(如呼吸道防御功能及免疫功能降低、自主神经功能失调)可参与COPD的发生、发展。

(二)病理生理

COPD的病理改变主要为慢性支气管炎和肺气肿的病理改变。COPD的早期病变仅局限于细小气道,表现为闭合容积增大。病变侵入大气道时,肺通气功能出现明显障碍;随肺气肿的日益加重,大量肺泡周围的毛细血管受膨胀的肺泡挤压而退化,使毛细血管大量减少,肺泡间的血流量减少,导致通气与血流比例失调,使换气功能出现障碍。通气和换气功能障碍引起缺氧和二氧化碳潴留,进而发展为呼吸衰竭。

(三)健康史

询问患者是否存在引起慢性支气管炎的各种因素,如感染、吸烟、大气污染、职业性粉尘和有害气体的长期吸入、过敏;是否有呼吸道防御功能及免疫功能降低、自主神经功能失调等。

(四)身体状况

1.主要症状

(1)慢性咳嗽:晨间起床时咳嗽明显,白天较轻,睡眠时有阵咳或排痰,随病程发展可终身不愈。

(2)咳痰:一般为白色黏液或浆液性泡沫痰,偶可带血丝,清晨排痰较多。急性发作伴有细菌感染时,痰量增多,可有脓性痰。

(3)气短或呼吸困难:早期仅在体力劳动或上楼时出现,随着病情逐渐加重,患者在日常活动甚至休息时也感到气短。这是COPD的标志性症状。

(4)喘息和胸闷:重度患者或急性患者在病情加重时出现喘息,甚至静息状态下也感到气促。

(5)其他:晚期患者有体重下降、食欲减退等全身症状。

2.护理体检

该病早期可无异常,随疾病进展慢性支气管炎病例可闻及干啰音或少量湿啰音。有喘息症状者可在小范围内出现轻度哮鸣音。肺气肿早期体征不明显,随疾病进展出现桶状胸,呼吸活动减弱,触觉语颤减弱或消失;叩诊呈过清音,心浊音界缩小或不易叩出,肺下界和肝浊音界下移,听诊心音遥远,两肺呼吸音普遍减弱,呼气延长,并发感染时,可闻及湿啰音。

3.COPD严重程度分级

根据第一秒用力呼气容积(FEV_1)占用力肺活量(FVC)的百分比(FEV_1/FVC%)、第一秒用力呼气容积占预计值的百分比和症状对COPD的严重程度做出分级。

(1) Ⅰ级:轻度,$FEV_1/FVC<70\%$,$FEV_1 \geqslant 80\%$预计值,有或无慢性咳嗽、咳痰症状。

(2) Ⅱ级:中度,$FEV_1/FVC<70\%$,50%预计值$\leqslant FEV_1<80\%$预计值,有或无慢性咳嗽、咳痰症状。

(3) Ⅲ级:重度,$FEV_1/FVC<70\%$,30%预计值$\leqslant FEV_1<50\%$预计值,有或无慢性咳嗽、咳痰症状。

(4) Ⅳ级:极重度,$FEV_1/FVC<70\%$,$FEV_1<30\%$预计值或$FEV_1<50\%$预计值,伴慢性呼吸衰竭。

4.COPD病程分期

COPD按病程可分为急性加重期和稳定期,前者指在短期内咳嗽、咳痰、气短和/或喘息加重,脓痰量增多,可伴发热等症状;稳定期指咳嗽、咳痰、气短症状稳定或轻微。

5.并发症

COPD可并发慢性呼吸衰竭、自发性气胸、慢性肺源性心脏病。

(五)实验室及其他检查

1.肺功能检查

肺功能检查是判断气流受限的主要客观指标,对COPD的诊断、严重程度评价、疾病进展、预后及治疗反应等有重要意义。$FEV_1/FVC\%$是评价气流受限的敏感指标。第一秒用力呼气容积占预计值百分比是评估COPD严重程度的良好指标。当$FEV_1/FVC<70\%$及$FEV_1<80\%$预计值,可确定为不能完全可逆的气流受限。FEV_1逐渐减少,大致提示肺部疾病的严重程度和疾病进展的阶段。

肺气肿呼吸功能检查显示残气量增加,残气量占肺总量的百分比增大,最大通气量低于预计值的80%;第一秒时间肺活量常低于60%;残气量占肺总量的百分比增大,往往超过40%;肺功能检查对阻塞性肺气肿的诊断有重要意义。

2.胸部X线检查

早期胸片可无变化,可逐渐出现肺纹理变粗、紊乱等非特异性改变,肺气肿的典型X线表现为胸廓前后径增大,肋间隙增宽,肋骨平行,膈低平。两肺透亮度增加,肺血管纹理减少或有肺大疱征象。X线检查对COPD诊断的特异性不高。

3.动脉血气分析

动脉血气分析早期无异常,随病情进展可出现低氧血症、高碳酸血症、酸碱平衡失调等,用于判断呼吸衰竭的类型。

4.其他

COPD合并细菌感染时,血中白细胞计数升高,核左移。痰培养可能检出病原菌。

(六)心理、社会评估

COPD病程长、反复发作,给患者带来较重的精神和经济负担,患者出现焦虑、悲观、沮丧等心理反应,甚至对治疗丧失信心。病情一旦发展到影响工作的程度,会导致患者心理压力增加,生活方式发生改变。

二、主要护理诊断及医护合作性问题

(一)气体交换受损

气体交换受损与气道阻塞、通气不足、呼吸肌疲劳、分泌物过多和肺泡呼吸有关。

(二)清理呼吸道无效

清理呼吸道无效与分泌物增多而黏稠、气道湿度降低和无效咳嗽有关。

(三)低效性呼吸形态

低效性呼吸形态与气道阻塞、膈肌变平及能量不足有关。

(四)活动无耐力

活动无耐力与疲劳、呼吸困难、氧供与氧耗失衡有关。

(五)营养失调

营养低于机体需要量与食欲降低、食物摄入减少、腹胀、呼吸困难、痰液增多有关。

(六)焦虑

焦虑与健康状况的改变、病情危重、经济状况有关。

三、护理目标

患者能咳出痰,喘息缓解;活动耐力增强;营养得到改善;焦虑减轻。

四、护理措施

(一)一般护理

1.休息和活动

患者采取舒适的体位,晚期患者宜采取身体前倾位,使辅助呼吸肌参与呼吸。患者在发热、咳喘时应卧床休息,活动以不感到疲劳、不加重症状为宜。室内保持合适的温湿度。患者在冬季要注意保暖,避免直接吸入冷空气。

2.饮食护理

呼吸功的增加可使热量和蛋白质消耗增多,导致营养不良。护理人员应制定出高热量、高蛋白、高维生素的饮食计划。患者正餐进食量不足时,护理人员应安排少食多餐,叮嘱患者避免餐前和进餐时过多饮水,餐后避免平卧,有利于消化。为减少呼吸困难,保存能量,患者饭前至少休息30分钟。每天正餐应安排在患者最饥饿、休息最好的时间。护理人员应指导患者采用缩唇呼吸和腹式呼吸来减轻呼吸困难。为促进食欲,护理人员应提供给患者舒适的就餐环境和喜爱的食物。腹胀的患者应进软食,细嚼慢咽。患者应避免进食产气的食物,如汽水、啤酒、豆类、马铃薯和胡萝卜;避免易引起便秘的食物,如油煎食物、干果、坚果。如果患者通过进食不能吸收足够的营养,可应用管喂饮食或全胃肠外营养。

(二)病情观察

护理人员应观察患者咳嗽、咳痰的情况,痰液的颜色、量及性状,咳痰是否顺畅;观察患者呼吸困难的程度,患者能否平卧,病情有无进行性加重;观察患者的营养状况、肺部体征及有无慢性呼吸衰竭、自发性气胸、慢性肺源性心脏病等并发症产生;监测动脉血气分析和水、电解质、酸碱的平衡情况。

(三)氧疗的护理

护理人员应对呼吸困难伴低氧血症者遵医嘱给予氧疗。一般采用鼻导管持续低流量吸氧,氧流量为 $1\sim2$ L/min。COPD慢性呼吸衰竭者可进行长期家庭氧疗(LTOT)。LTOT为持续低流量吸氧,它能改变疾病的自然病程,改善生活质量。LTOT是指一昼夜吸入低浓度氧15小时以上,并持续较长时间,使 PaO_2(血氧分压) $\geqslant 8.0$ kPa(60 mmHg),或 SaO_2(血氧饱和度)升至90%的一种氧疗方法。LTOT的指征如下。① $PaO_2 \leqslant 7.3$ kPa(55 mmHg)或 $SaO_2 \leqslant 88\%$,有或没有高碳酸血症;② PaO_2 为 $8.0\sim7.3$ kPa(55~60 mmHg)或 $SaO_2 < 88\%$,并有肺动脉高压、心力衰竭所致的水肿或红细胞增多症(血细胞比容 >0.55)。LTOT对血流动力学、运动耐力、肺生理和精神状态均会产生有益的影响,从而提高COPD患者的生活质量和生存率。

COPD患者因长期二氧化碳潴留,主要靠缺氧刺激呼吸中枢,如果吸入高浓度的氧,反而会导致呼吸频率和幅度降低,引起二氧化碳潴留。而持续低流量吸

氧维持 $PaO_2 \geqslant 8.0$ kPa(60 mmHg),既能改善组织缺氧,又可防止因缺氧状态解除而抑制呼吸中枢。护理人员应密切注意患者吸氧后的变化,如观察患者的意识状态、呼吸的频率及幅度、有无窒息或呼吸停止,注意动脉血气复查结果。氧疗有效指标:患者呼吸困难减轻,呼吸频率减慢,发绀减轻,心率减慢,活动耐力增加。

(四)用药护理

1.稳定期的治疗用药

(1)支气管舒张药:短期应用以缓解症状,长期规律应用预防和减轻症状。常选用 β_2 肾上腺素受体激动剂、抗胆碱药、氨茶碱或其缓(控)释片。

(2)祛痰药:对痰不易咳出者可选用盐酸氨溴索或羧甲司坦。

2.急性加重期的治疗用药

除使用支气管舒张药及对低氧血症者安排吸氧外,应根据病原菌类型及药物敏感情况合理选用抗生素。如给予β内酰胺类药物、β-内酰胺酶抑制剂、第二代头孢菌素、大环内酯类或喹诺酮类药物。如患者出现持续气道阻塞,可使用糖皮质激素。

3.遵医嘱用药

护理人员应遵医嘱应用抗生素、支气管舒张药、祛痰药物,注意观察疗效及不良反应。

(五)呼吸功能锻炼

COPD患者需要增加呼吸频率来代偿呼吸困难,这种代偿多数依赖于辅助呼吸肌参与呼吸,即胸式呼吸,而非腹式呼吸。然而胸式呼吸的有效性要低于腹式呼吸,患者容易疲劳。因此,护理人员应指导患者进行缩唇呼气、腹式呼吸、膈肌起搏等呼吸锻炼,以加强胸、膈呼吸肌的肌力和耐力,改善呼吸功能。

1.缩唇呼吸

缩唇呼吸的技巧是通过缩唇形成的微弱阻力来延长呼气时间,增加气道压力,延缓气道塌陷。患者闭嘴,经鼻吸气,然后通过缩唇(吹口哨样)缓慢呼气,同时收缩腹部。吸气与呼气的时间比为1∶2或1∶3。缩唇的大小程度与呼气流量以能使距离口唇15~20 cm处,与口唇等高水平的蜡烛火焰随气流倾斜又不至于熄灭为宜。

2.膈式或腹式呼吸

患者可取立位、平卧位或半卧位,两手分别放于前胸部和上腹部。用鼻缓慢吸气时,膈肌最大程度地下降,腹肌松弛,腹部凸出,手感到腹部向上抬起。呼气时用口呼出,腹肌收缩,腹肌松弛,膈肌随腹腔内压增加而上抬,推动肺部气体排出,手感到腹部下降。

另外,可以在腹部放置小枕头、杂志或书锻炼腹式呼吸。如果吸气时,物体上升,证明是腹式呼吸。每天训练缩唇呼吸和腹式呼吸3~4次,每次重复8~10次。腹式呼吸需要增加能量消耗,因此患者只能在疾病恢复期进行训练。

(六)心理护理

COPD患者因长期患病,社会活动减少,收入降低,容易形成焦虑和压抑的心理状态,失去自信,躲避生活。也可能由于经济原因,患者无法按医嘱常规使用某些药物,只能在病情加重时应用。护理人员应详细了解患者及其家庭对疾病的态度,关心、体贴患者,了解患者心理、性格、生活方式等方面发生的变化,与患者和家属共同制定和实施康复计划,让患者定期进行呼吸肌功能锻炼、合理用药等,减轻症状,增强患者战胜疾病的信心;对表现焦虑的患者,教会患者缓解焦虑的方法,如听轻音乐、下棋、做游戏,以分散注意力,减轻焦虑。

(七)健康指导

1.疾病知识指导

护理人员应使患者了解COPD的相关知识,识别和消除使疾病恶化的因素,应劝导患者戒烟;叮嘱患者避免粉尘和刺激性气体的吸入,避免和呼吸道感染患者接触,在呼吸道传染病流行期间,尽量避免去人群密集的公共场所;指导患者要根据气候变化,及时增减衣物,避免受凉感冒;教会患者识别感染或病情加重的早期症状。

2.康复锻炼

护理人员应使患者理解康复锻炼的意义,充分发挥患者进行康复的主观能动性,指导患者制定个体化的锻炼计划,选择空气新鲜、安静的环境,进行步行、慢跑、气功等体育锻炼;指导患者在潮湿、刮大风、寒冷时避免室外活动;教会患者和家属依据呼吸困难与活动之间的关系,判断呼吸困难的严重程度,以便合理的安排工作和生活。

3.家庭氧疗

对实施家庭氧疗的患者,护理人员应指导患者和家属做到以下几点。

(1)了解氧疗的目的、必要性及注意事项;注意安全,供氧装置周围严禁烟火,防止氧气燃烧爆炸;需每天更换吸氧鼻导管,以防堵塞,防止感染;给氧疗装置定期清洁、消毒。

(2)告诉患者和家属宜采取低流量(氧流量1~2 L/min或氧浓度25%~29%)吸氧,且每天吸氧的时间不宜少于10小时,因夜间睡眠时,部分患者的低氧血症更为明显,故夜间吸氧不宜间断;监测氧流量,防止随意调高氧流量。

4.心理指导

护理人员应引导患者适应慢性病并以积极的心态对待疾病,培养生活乐趣,以分散注意力,减少孤独感,缓解焦虑、紧张的情绪。

五、护理评价

氧分压和二氧化碳分压维持在正常范围内。患者能坚持药物治疗;能演示缩唇呼吸和腹式呼吸技术;呼吸困难发作时能采取正确体位,使用节能法;可以清除过多痰液,保持呼吸道通畅;能使用控制咳嗽方法;减少症状恶化;可以根据身高和年龄维持正常体重;减少急诊就诊和入院的次数。

第三节 慢性支气管炎

慢性支气管炎是感染或非感染因素引起的气管、支气管黏膜及其周围组织的慢性非特异性炎症,临床以咳嗽、咳痰或伴有喘息反复发作为特征。该病每年持续3个月以上,且连续2年以上。

一、病因和发病机制

慢性支气管炎的病因极为复杂,迄今尚有许多因素还不够明确。该病往往是多种因素长期相互作用的综合结果。

(一)感染

病毒、支原体和细菌感染是该病急性发作的主要原因。病毒感染以流感病毒、鼻病毒、腺病毒和呼吸道合胞病毒常见;细菌感染以肺炎链球菌、流感嗜血杆菌和卡他莫拉菌及葡萄球菌常见。

(二)大气污染

有刺激性的化学气体(如氯气、二氧化氮、二氧化硫),空气中的粉尘等可刺激支气管黏膜,使呼吸道清除功能受损,为细菌入侵创造条件。

(三)吸烟

吸烟为该病发病的主要因素。吸烟时间的长短与吸烟量决定发病率的高低,吸烟者的患病率较不吸烟者高。

(四)过敏因素

喘息型支气管患者多有过敏史。患者痰中嗜酸性粒细胞和组胺的含量及血中免疫球蛋白E(IgE)的含量明显高于正常值。此类患者实际上应属慢性支气管炎合并哮喘。

(五)其他因素

气候变化,特别是寒冷空气与慢性支气管炎的病情加重有密切关系。自主神经功能失调,副交感神经功能亢进,肾上腺皮质功能减退,慢性支气管炎的发病率增加。维生素C、维生素A缺乏,易患慢性支气管炎。

二、临床表现

(一)症状

患者常在寒冷季节发病,出现咳嗽、咳痰,尤以晨起显著,白天咳嗽、咳痰多于夜间。病毒感染后痰液为白色黏液泡沫状,继发细菌感染,痰液转为黄色或黄绿色黏液脓性,偶可带血。慢性支气管炎反复发作后,支气管黏膜的迷走神经感受器反应性升高,副交感神经功能亢进,可出现变态反应而发生喘息。

(二)体征

早期多无体征。急性发作期可有肺底部闻及干、湿啰音。喘息型支气管炎在咳嗽或深吸气后可闻及哮鸣音,发作时有广泛哮鸣音。

(三)并发症

(1)阻塞性肺气肿:为慢性支气管炎最常见的并发症。

(2)支气管肺炎:慢性支气管炎蔓延至支气管周围的肺组织中,患者表现寒战、发热、咳嗽加剧、痰量增多且呈脓性;白细胞及中性粒细胞总数增多;X线胸片显示双下肺野有斑点状或小片阴影。

(3)支气管扩张症。

三、诊断

(一)辅助检查

1.血常规

白细胞及中性粒细胞总数可升高。

2.胸部 X 线

单纯型慢性支气管炎患者的 X 线片检查呈阴性或仅见双下肺纹理增多、变粗、模糊、呈条索状或网状。继发感染时支气管周围有炎症改变,表现为不规则斑点状阴影,重叠于肺纹理之上。

3.肺功能检查

早期病变多在小气道,常规肺功能检查多无异常。

(二)诊断要点

凡咳嗽、咳痰或伴有喘息,每年发作持续 3 个月,连续 2 年或 2 年以上者,排除其他心、肺疾病(如肺结核、肺尘埃沉着病、支气管哮喘、支气管扩张症、肺癌、肺脓肿、心脏病、心功能不全)及慢性鼻咽疾病后,即可诊断为慢性支气管炎。如每年发病不足 3 个月,但有明确的客观检查依据(如 X 线胸片、肺功能)亦可诊断为慢性支气管炎。

(三)鉴别诊断

1.支气管扩张

支气管扩张多于儿童或青年期发病,常继发于麻疹、肺炎或百日咳后,并有咳嗽、咳痰反复发作的病史,合并感染时痰量增多,并呈脓性或伴有发热,病程中常反复咯血。在肺下部周围可闻及不易消散的湿啰音。晚期重症患者可出现杵状指(趾)。X 线胸片上可见双肺下野纹理粗乱或呈卷发状。薄层高分辨 CT(HRCT)检查有助于确诊。

2.肺结核

活动性肺结核患者多有午后低热、消瘦、乏力、盗汗等症状,痰量不多,常有咯血。老年肺结核的中毒症状多不明显,常被慢性支气管炎的症状所掩盖而误诊。胸部 X 线上可发现结核病灶,部分患者的痰结核菌检查结果可呈阳性。

3.支气管哮喘

支气管哮喘多于幼年发病。患者一般无慢性咳嗽、咳痰史。哮喘多突然发作,且有季节性,血和痰中嗜酸性粒细胞常增多,治疗后可迅速缓解。发作时双肺布满哮鸣音,呼气延长,缓解后可消失,且无症状,但气道反应性仍升高。慢性支气管炎合并哮喘的患者,病史中咳嗽、咳痰多发生在喘息之前,迁延不愈较长时间后伴有喘息,且咳嗽、咳痰的症状多较喘息更为突出,平喘药物对该病的疗效不如对哮喘的疗效。

4.肺癌

肺癌多发生于 40 岁以上有多年吸烟史的男性患者,刺激性咳嗽常伴痰中带血和胸痛。X线胸片检查肺部常有块状影或反复发作的阻塞性肺炎。痰脱落细胞及支气管镜等检查可明确诊断。

5.慢性肺间质纤维化

慢性咳嗽，咳少量黏液性非脓性痰，进行性呼吸困难，双肺底可闻及爆裂音，严重者发绀并有杵状指。X线胸片见中下肺野及肺周边部纹理增多、紊乱，呈网状结构，其间见弥漫性细小斑点阴影。肺功能检查呈限制性通气功能障碍，弥散功能降低，动脉血氧分压下降。肺活检是确诊的手段。

四、治疗

(一)急性发作期及慢性迁延期的治疗

以控制感染、祛痰、镇咳为主，同时解痉平喘。

1.抗感染药物

抗感染药物的应用要及时、足量，控制感染后及时停用，以免产生细菌耐药或二重感染。一般患者可按常见致病菌用药。可选用青霉素G 80万单位肌内注射；复方磺胺甲噁唑(SMZ)，每次2片，每天2次；阿莫西林2~4 g/d，分3~4次口服；氨苄西林2~4 g/d，分4次口服；头孢氨苄2~4 g/d或头孢拉定1~2 g/d，分4次口服；头孢呋辛2 g/d或头孢克洛0.5~1 g/d，分2~3次口服。亦可选择新一代大环内酯类抗生素，如罗红霉素，0.3 g/d，分2次口服。抗菌治疗疗程一般为7~10天，反复感染病例可适当延长疗程。严重感染时，可选用氨苄西林、环丙沙星、氧氟沙星、阿米卡星、奈替米星或头孢菌素类联合静脉滴注给药。

2.祛痰镇咳药

刺激性干咳者不宜单用镇咳药物，否则痰液不易咳出。可给盐酸溴环己胺醇30 mg或羧甲基半胱氨酸500 mg，每天3次，口服。乙酰半胱氨酸(富露施)及氯化铵甘草合剂均有一定的疗效。α-糜蛋白酶雾化吸入亦有消炎祛痰的作用。

3.解痉平喘

解痉平喘主要为解除支气管痉挛，利于痰液排出。常用药物为氨茶碱0.1~0.2 g，每天2次口服；丙卡特罗50 mg，每天2次；特布他林2.5 mg，每天2~3次。慢性支气管炎伴有可逆性气道阻塞者应常规应用支气管舒张剂，如异丙托溴铵(异丙阿托品)气雾剂、特布他林。阵发性咳嗽常伴不同程度的支气管痉挛，应用支气管扩张药后可改善症状，并有利于痰液的排出。

(二)缓解期的治疗

应以增强体质、提高机体抗病能力和预防发作为主。

(三)中药治疗

采取扶正固本原则,按肺、脾、肾的虚实辨证施治。

五、护理措施

(一)常规护理

1.环境

保持室内空气新鲜、流通,室内环境安静、舒适,温湿度适宜。

2.休息

患者在急性发作期应卧床休息,取半卧位。

3.给氧

护理人员应给患者持续低流量吸氧。

4.饮食

护理人员应给患者高热量、高蛋白、高维生素、易消化的饮食。

(二)专科护理

(1)护理人员应解除患者的气道阻塞,改善肺泡通气;及时清除痰液;应鼓励神志清醒患者咳嗽,痰稠不易咯出时,给予雾化吸入或用雾化泵喷入药物,减少局部淤血水肿,以利于痰液排出;对危重体弱患者,定时更换体位,叩击背部,使痰易于咯出,餐前应给予胸部叩击或胸壁震荡。方法:患者取侧卧位,护理人员两手手指并拢,手背隆起,指关节微屈,自肺底由下向上,由外向内叩拍胸壁,震动气管,边拍边鼓励患者咳嗽,以促进痰液的排出,对每侧肺叶叩击3~5分钟。对神志不清者,可进行机械吸痰,需注意无菌操作,抽吸压力要适当,动作轻柔,每次抽吸时间不超过15秒,以免加重缺氧。

(2)护理人员应合理用氧,减轻患者的呼吸困难。根据缺氧和二氧化碳潴留的程度,合理用氧,一般给予低流量、低浓度、持续吸氧,如病情需要提高氧浓度,应辅以呼吸兴奋剂刺激通气或使用呼吸机改善通气。患者吸氧后如果呼吸困难缓解,呼吸频率减慢,节律正常,血压上升,心率减慢,心律正常,发绀减轻,皮肤转暖,神志转清,尿量增加,表示氧疗有效。若患者呼吸过缓,意识障碍加深,需考虑二氧化碳潴留加重,必要时采取增加通气量的措施。

第四节 支气管哮喘

支气管哮喘是一种慢性气管炎症性疾病,其支气管壁存在以肥大细胞、嗜酸性粒细胞和T淋巴细胞为主的炎性细胞浸润,可经治疗缓解或自然缓解。该病多发于青少年,儿童患者多于成人患者,城市患者多于农村患者。近年的流行病学显示,哮喘的发病率或病死率均有所增加,我国的哮喘发病率为$1\%\sim2\%$。支气管哮喘的病因较为复杂,大多数患者在遗传因素的基础上,受到体内外多种因素激发而发病,并反复发作。

一、临床表现

(一)症状和体征

典型的支气管哮喘发作前多有鼻痒、打喷嚏、流涕、咳嗽、胸闷等先兆症状,进而出现呼气性的呼吸困难伴喘鸣,患者被迫呈端坐呼吸,咳嗽、咳痰。发作持续几十分钟至数小时后自行缓解或经治疗缓解。此为速发性哮喘反应。迟发性哮喘发作时,患者的气管呈持续高反应性状态,上述表现更为明显,较难控制。

少数患者可出现哮喘重度或危重度发作,表现为重度呼气性呼吸困难、焦虑、烦躁、端坐呼吸、大汗淋漓、嗜睡或意识模糊,经应用一般支气管扩张药物不能缓解。此类患者若没得到及时救治,可危及生命。

(二)辅助检查

1.血液检查

嗜酸性粒细胞、血清总免疫球蛋白E及特异性免疫球蛋白E的含量均可升高。

2.胸部X线检查

哮喘发作期肺脏充气过度,肺部透亮度升高,合并感染时可见肺纹理增多及炎症阴影。

3.肺功能检查

哮喘发作期有关呼气流速的各项指标(如第一秒用力呼气容积、最大呼气流速峰值)均降低。

二、治疗原则

该病的防治原则是去除病因、控制发作和预防发作。控制发作应根据患者发作的轻重程度,抓住解痉、抗炎两个主要环节,迅速控制症状。

(一)解痉

哮喘轻、中度发作时,常用氨茶碱稀释后静脉注射或加入液体中静脉滴注。根据病情吸入或口服$β_2$受体激动剂。常用的$β_2$受体激动剂气雾吸入剂有特布他林、喘乐宁、沙丁胺醇等。

哮喘重度发作时,应及早静脉给予足量氨茶碱及琥珀酸氢化可的松或甲基泼尼松龙琥珀酸钠,待病情得到控制后再逐渐减量,改为口服泼尼松龙,或根据病情吸入糖皮质激素,应注意不宜骤然停药,以免复发。

(二)抗感染

肺部感染的患者应根据细菌培养及药敏结果选择应用有效抗生素。

(三)稳定内环境

及时纠正水、电解质及酸碱失衡。

(四)保证气管通畅

痰多而黏稠不易咳出或有严重缺氧及二氧化碳潴留者,应及时行气管插管,吸出痰液,必要时行机械通气。

三、护理

(一)一般护理

(1)护理人员应将患者安置在清洁、安静、空气新鲜、阳光充足的房间,避免其接触变应原,如花粉、皮毛、油烟;在护理操作时防止灰尘飞扬;喷洒灭蚊蝇剂或某些消毒剂时要转移患者。

(2)患者哮喘发作呼吸困难时,护理人员应给予适宜的靠背架或过床桌,让患者伏桌而坐,以帮助呼吸、减少疲劳。

(3)护理人员应给予患者营养丰富的、易消化的饮食,让患者多食蔬菜、水果,多饮水;叮嘱患者注意保持大便通畅,减少因用力排便所致的疲劳;严禁患者食用与发病有关的食物,如鱼、虾、蟹,并协助患者寻找变应原。

(4)对危重期患者护理人员应保持皮肤清洁、干燥,定时翻身,防止压疮发生。因患者大剂量使用糖皮质激素,护理人员应做好患者的口腔护理,防止其发生口腔炎。

(5)哮喘重度发作时,由于大汗淋漓,呼吸困难甚至有窒息感,所以患者极度紧张、烦躁、疲倦。护理人员应耐心安慰患者,及时满足患者的需求,缓解其紧张情绪。

(二)观察要点

1.观察哮喘发作先兆

如患者主诉有鼻、咽、眼部发痒及咳嗽、流鼻涕等黏膜过敏症状,应及时报告医师,采取措施,减轻发作症状,尽快控制病情。

2.观察药物的毒副作用

将0.25 g氨茶碱加入25%~50% 20 mL葡萄糖注射液中,静脉推注,时间至少要5分钟,因浓度过高或推注过快可使心肌过度兴奋而产生心悸、惊厥、血压骤降等严重反应。使用时要现配现用,静脉滴注时,不宜和维生素C、促皮质激素、去甲肾上腺素、四环素类等配伍。糖皮质激素类药物久用可引起钠潴留、血钾降低、消化道溃疡病、高血压、糖尿病、骨质疏松、停药反跳等,须加强观察。

3.根据患者的缺氧情况调整氧流量

氧流量一般为3~5 L/min。保持气体充分湿化,对氧气湿化瓶每天更换、消毒,防止医源性感染。

4.观察痰液黏稠度

哮喘发作患者过度通气,出汗过多,因而身体丢失的水分增多,致使痰液黏稠,形成痰栓,阻塞小支气管,导致呼吸不畅,感染难以控制。应通过静脉补液和饮水补足水分和电解质。

5.严密观察有无并发症

如自发性气胸、肺不张、脱水、酸碱失衡、电解质紊乱、呼吸衰竭、肺性脑病等并发症。监测动脉血气、生化指标,如发现异常,需及时对症处理。

6.注意呼吸的频率、深浅幅度和节律

重度发作患者的喘鸣音减弱乃至消失,呼吸变浅,神志改变,常提示病情危急,应及时处理。

(三)家庭护理

1.增强体质,积极防治感染

患者应注意增加营养,根据病情做适量体力活动,如散步、做简易操、打太极拳,以提高机体免疫力。当感染发生时患者应及时就诊。

2.注意防寒避暑

寒冷可引起支气管痉挛,分泌物增加,同时感冒易致支气管及肺部感染。因此,患者在冬季应适当提高居室温度,在秋季进行耐寒锻炼,在夏季避免大汗,防止痰液过稠而不易咳出。

3.尽量避免接触变应原

患者应戒烟,尽量避免到人员众多、空气污浊的公共场所。保持居室空气清新,室内可安装空气净化器。

4.防止呼吸肌疲劳

患者应坚持进行呼吸锻炼。

5.稳定情绪

一旦哮喘发作,患者应控制情绪,保持镇静,及时吸入支气管扩张气雾剂。

6.家庭氧疗

家庭氧疗又称缓解期氧疗,对于患者的病情控制、存活期的延长和生活质量的提高有着重要意义。进行家庭氧疗时应注意氧流量的调节,严禁烟火,防止火灾。

7.缓解期处理

哮喘缓解期的防治非常重要,对于防止哮喘发作及恶化、维持正常肺功能、提高生活质量、保持正常活动量等均具有重要意义。哮喘缓解期患者应坚持吸入糖皮质激素,可有效控制哮喘发作,吸入色甘酸钠和口服酮替芬亦有一定的预防哮喘发作的作用。

第五节 支气管扩张症

支气管扩张症是指急、慢性呼吸道感染和支气管阻塞后,反复发生支气管化脓性炎症,致使支气管壁结构破坏,管壁增厚,引起支气管异常和持久性扩张的一类异质性疾病的总称。临床特点为慢性咳嗽、咳大量脓性痰和/或反复咯血。患者常有童年麻疹、百日咳或支气管肺炎等病史。随着人民生活条件的改善,麻疹、百日咳疫苗的预防接种及抗生素的应用,该病的发病率已明显降低。

一、病因及发病机制

(一)支气管-肺组织感染和支气管阻塞

它是支气管扩张的主要病因。感染和阻塞症状相互影响,促使支气管扩张发生和发展。其中婴幼儿期支气管-肺组织感染是最常见的病因。

由于儿童的支气管较细,易阻塞,且管壁薄弱,反复感染破坏支气管壁的各层结构,尤其是平滑肌和弹性纤维的破坏削弱了对管壁的支撑作用。支气管炎使支气管黏膜充血、水肿、分泌物阻塞管腔,导致引流不畅而加重感染。支气管内膜结核、支气管肿瘤、支气管异物引起管腔狭窄、阻塞,也是支气管扩张的原因之一。左下叶支气管细长,且受心脏血管压迫,引流不畅,容易发生感染,故左下叶支气管扩张比右下叶的多见。肺结核引起的支气管扩张多发生在上叶。

(二)支气管先天性发育缺陷和遗传因素

此类支气管扩张较少见,如巨大气管-支气管症、支气管扩张-鼻窦炎-内脏转位综合征(卡塔格内综合征)、肺囊性纤维化、先天性丙种球蛋白缺乏症。

(三)全身性疾病

目前已发现类风湿关节炎、克罗恩病、溃疡性结肠炎、系统性红斑狼疮、支气管哮喘等疾病可同时伴有支气管扩张。有些不明原因的支气管扩张患者的体液免疫和/或细胞免疫功能有不同程度的异常,提示支气管扩张可能与机体免疫功能失调有关。

二、临床表现

(一)症状

1.慢性咳嗽、大量脓痰

痰量与体位变化有关。晨起或夜间卧床改变体位时,咳嗽加剧,痰量增多。通过痰量可估计病情的严重程度。感染急性发作时,痰量明显增多,每天可达数百毫升,外观呈黄绿色脓性,痰液静置后出现分层的特征:上层为泡沫;中层为脓性黏液;下层为坏死组织沉淀物。合并厌氧菌感染时痰有臭味。

2.反复咯血

50%~70%的患者有程度不等的反复咯血,咯血量与病情严重程度和病变范围不完全一致。大量咯血最主要的危险是窒息,应紧急处理。部分发生于上叶的支气管扩张,引流较好,痰量不多或无痰,以反复咯血为唯一症状,称为干性支气管扩张。

3.反复肺部感染

其特点是同一肺段反复发生肺炎并迁延不愈。

4.慢性感染中毒症状

反复感染者可出现发热、乏力、食欲减退、消瘦、贫血等,可影响儿童的发育。

（二）体征

早期或干性支气管扩张多无明显体征，病变重或继发感染时在下胸部、背部常可闻及局限性、固定性湿啰音，有时可闻及哮鸣音；部分慢性患者伴有杵状指（趾）。

三、辅助检查

（一）胸部 X 线检查

该检查早期无异常或仅见患侧肺的纹理增多、变粗现象。典型表现是轨道征和卷发样阴影，感染时阴影内出现液平面。

（二）胸部 CT 检查

该检查显示管壁增厚的柱状扩张或成串、成簇的囊状改变。

（三）纤维支气管镜检查

该检查有助于发现患者出血的部位，分析腔内异物、支气管肿瘤或其他支气管阻塞的发生原因。

四、诊断要点

根据患者有慢性咳嗽、大量脓痰、反复咯血的典型临床特征以及肺部闻及固定而局限性的湿啰音，结合儿童时期有诱发支气管扩张的呼吸道病史，一般可做出初步临床诊断。胸部影像学检查和纤维支气管镜检查可进一步明确诊断。

五、治疗要点

治疗原则是保持呼吸道引流通畅，控制感染，处理咯血，必要时手术治疗。

（一）保持呼吸道通畅

1.药物治疗

祛痰药及支气管舒张药具有稀释痰液、促进排痰作用。

2.体位引流

体位引流对痰多且黏稠者尤其重要。

3.经纤维支气管镜吸痰

若体位引流的排痰效果不理想，可经纤维支气管镜吸痰，用生理盐水冲洗痰液，也可局部注入抗生素。

（二）控制感染

它是支气管扩张急性感染期的主要治疗措施。应根据症状、体征、痰液性状,必要时参考细菌培养及药物敏感试验结果选用抗菌药物。

(三)手术治疗

对反复呼吸道急性感染或大咯血,病变局限在一叶或一侧肺组织,经药物治疗无效,全身状况良好的患者,可考虑手术切除病变肺段或肺叶。

六、常用护理诊断

(一)清理呼吸道无效

咳嗽、大量脓痰、肺部湿啰音与痰液黏稠和无效咳嗽有关。

(二)有窒息的危险

有窒息的危险与痰多、痰液黏稠或大咯血造成气道阻塞有关。

(三)营养失调

乏力、消瘦、贫血、发育迟缓与反复感染导致机体消耗增加,以及患者食欲缺乏、营养物质摄入不足有关。

(四)恐惧

精神紧张、面色苍白、出冷汗与突然或反复大咯血有关。

七、护理措施

(一)一般护理

1.休息与环境

急性感染或咯血时患者应卧床休息,大咯血患者需绝对卧床,取患侧卧位。护理人员应保持病房内空气流通,维持适宜的温度、湿度。

2.饮食护理

护理人员应给患者提供高热量、高蛋白、高维生素的饮食,对发热患者给予高热量流质或半流质饮食,避免冰冷、油腻、辛辣食物诱发患者咳嗽。护理人员应鼓励患者多饮水,每天饮水1 500 mL以上,以稀释痰液;指导患者在咳痰后及进食前后用清水或漱口液漱口,保持口腔清洁,促进食欲。

(二)病情观察

护理人员应观察患者的痰液的量、颜色、性质、气味和与体位的关系,记录24小时痰液排出量;定期测量生命体征,记录咯血量,观察咯血的颜色、性质及量;对病情严重者需观察有无窒息前症状,如果发现窒息先兆,立即向医师汇报并配合处理。

(三)对症护理

1.促进排痰

(1)护理人员应指导患者有效咳嗽和正确的排痰方法。

(2)对采取体位引流者,护理人员应依据病变部位选择引流体位,使病肺居上,引流支气管开口向下,这样利于痰液流出。体位引流一般于饭前1小时进行。引流时护理人员可配合胸部叩击,以增强引流效果。

(3)护理人员必要时遵医嘱选用祛痰剂或 $β_2$ 受体激动剂,让患者吸入,以扩张支气管、促进排痰。

2.预防窒息

(1)对排除痰液困难者,护理人员应鼓励其多饮水或雾化吸入,协助其翻身、拍背或体位引流,以促进痰液排除,减少窒息发生的危险。

(2)护理人员应密切观察患者的表情、神志、生命体征,观察并记录痰液的颜色、量与性质,及时判断患者有无发生窒息的可能。如患者突然出现烦躁不安、神志不清、面色苍白或发绀、出冷汗、呼吸急促、咽喉部明显的痰鸣音,应警惕窒息的发生,并及时通知医师。

(3)对有意识障碍、年老体弱、咳嗽和咳痰无力、咽喉部有明显的痰鸣音、神志不清、突然有大量呕吐物涌出的高危患者,护理人员要立即做好抢救准备,迅速备好吸引器、气管插管或气管切开的用物等,积极配合抢救工作。

(四)心理护理

该病病程较长,咳嗽、咳痰、咯血反复发作或逐渐加重时,患者易产生焦虑、沮丧情绪。护理人员要多与患者交谈,讲明支气管扩张反复发作的原因及治疗进展,帮助患者树立战胜疾病的信心,缓解焦虑、不安的情绪。咯血时护理人员应陪伴、安慰患者,避免患者因情绪波动而加重出血。

(五)健康教育

1.疾病知识指导

护理人员应帮助患者及家属了解疾病发生、发展与治疗、护理的过程,与其共同制定长期防治计划;宣传防治百日咳、麻疹、支气管肺炎、肺结核等呼吸道感染的重要性;叮嘱患者及时治疗上呼吸道慢性病,避免受凉,预防感冒,戒烟,减少刺激性气体的吸入,防止病情恶化。

2.生活指导

护理人员应讲明加强营养对机体康复的作用,使患者能主动摄取必需的营养物质,以增强机体的抗病能力。护理人员应鼓励患者参加体育锻炼,建立良好的生活习惯,劳逸结合,以维护心、肺功能。

3.用药指导

护理人员应向患者介绍常用药物的用法和注意事项,观察疗效及不良反应。指导患者及家属学习和掌握有效咳嗽、胸部叩击、雾化吸入和体位引流的方法,以利于长期坚持,控制病情的发展;了解抗生素的作用、用法和不良反应。

4.自我监测指导

护理人员应叮嘱患者定期复查,按医嘱服药,教患者学会观察药物的不良反应;教会患者识别病情变化的征象,观察痰液的量、颜色、性质、气味和与体位的关系,并记录24小时痰液排出量;叮嘱患者如有咯血、窒息先兆,立即前往医院就诊。

第四章 消化内科护理

第一节 上消化道大量出血

上消化道大量出血是指屈氏(Treitz)韧带以上的消化道,包括食管、胃、十二指肠、胰腺、胆道的出血及胃空肠吻合术后的空肠病变引起的出血,在数小时内失血量超过1 000 mL或循环血容量的20%,主要表现为呕血和/或黑便,常伴有急性周围循环衰竭,甚至引起失血性休克而危及患者生命。

一、病因

上消化道大量出血的病因很多,可以是上消化道疾病及全身性疾病。该病临床最常见的病因是消化性溃疡,其次为急性糜烂出血性胃炎、食管-胃底静脉曲张破裂和胃癌。

二、临床表现

上消化道大量出血的临床表现主要取决于出血病变的部位、性质、失血量及失血速度。

(一)呕血与黑便

呕血与黑便是上消化道大量出血的特征性表现。上消化道大量出血之后,既有黑便,又可呕血。呕血与黑便的颜色与性状取决于出血量及血液在胃或肠道内停留的时间。若出血量大、出血速度快,则呕血的颜色呈鲜红色或暗红色,可有血块;若在胃内停留的时间长,则表现为棕褐色,呈咖啡渣样。多数粪便呈黏稠发亮的柏油样;当出血量大、出血速度快时,粪便可呈暗红或鲜红色。

(二)失血性周围循环衰竭

上消化道大量出血时,由于循环血容量急剧减少,周围循环衰竭,患者出现头晕、心悸、乏力、出汗、口渴、晕厥等表现。严重者呈休克状态。

(三)贫血及血象变化

急性大量出血后均有失血性贫血,白细胞计数可出现轻至中度升高。

(四)氮质血症

血中尿素氮浓度可暂时升高,可称其为肠源性氮质血症。

(五)发热

多数患者在24小时内出现低热,可持续3～5天。

三、辅助检查

(一)实验室检查

监测红细胞、血红蛋白、网织红细胞、白细胞及血小板计数、肝功能、肾功能、血尿素氮等,对于估计出血量、动态观察有无活动性出血、进行病因诊断等有一定帮助。

(二)X线钡餐检查

该检查一般用于胃镜检查禁忌者及不愿行胃镜检查的患者。

(三)内镜检查

出血后24～48小时行急诊内镜检查,可直接观察出血的部位,明确病因,同时可做止血治疗。内镜检查是上消化道出血病因诊断的首选检查。

(四)选择性动脉造影

选择性腹腔或肠系膜上动脉造影多可明确诊断。

四、治疗要点

(一)补充血容量

立即建立有效静脉通道,查血型及配血,迅速补充血容量,尽早输入浓缩红细胞或全血。输液量可根据估计的失血量来确定。

(二)止血

1.非静脉曲张性上消化道大量出血的止血措施

(1)药物止血:可给予H_2受体拮抗剂或质子泵抑制剂等减少胃酸分泌。

(2)内镜直视下止血:若见活动性出血或暴露血管的溃疡,可在内镜直视下止血。

（3）手术治疗：患者上消化道大量出血，内科治疗无效且危及患者生命时，应积极行外科手术。

（4）介入治疗：上述治疗无效，可经选择性肠系膜动脉造影，行血管栓塞治疗。

2.食管-胃底静脉曲张破裂出血的止血措施

（1）药物止血。①血管升压素：为常用药物。②生长抑素及其拟似物：是治疗食管-胃底静脉曲张破裂出血最常用的药物。

（2）内镜直视下止血：在进行急诊内镜检查的同时对静脉曲张进行硬化或套扎，既可止血，又可有效预防早期再出血。

（3）三（四）腔二囊管压迫止血：仅限于药物不能控制出血时暂时使用。

（4）手术治疗：患者上消化道大量出血，内科治疗无效且危及患者生命时，应积极行外科手术。

五、护理措施

（一）一般护理

卧位与休息：上消化道大出血时，护理人员应帮患者取平卧位并将下肢略抬高，以保证脑部供血；患者呕吐时，将患者的头偏向一侧，避免呕血误入呼吸道而引起窒息；必要时负压吸引，清除气道内的分泌物，保持呼吸道通畅；给予氧气吸入。

（二）饮食护理

急性大出血伴恶心、呕吐者应禁食；少量出血无呕吐者可进食温凉、清淡的流质，这对消化性溃疡患者尤为重要，因进食可减少胃收缩运动并可中和胃酸，促进溃疡愈合。出血停止后饮食改为营养丰富、易消化、无刺激性的半流质、软食，少食多餐，细嚼慢咽，逐步过渡到正常饮食。

（三）用药护理

护理人员应立即建立静脉通路，遵医嘱补充血容量，给予止血、抑制胃酸分泌等药物，观察药物的疗效和不良反应；严格遵医嘱用药，熟练掌握所用药物的药理作用、注意事项及不良反应，如滴注垂体后叶素止血时速度不宜过快，以免引起腹痛、心律失常和诱发心肌梗死等，遵医嘱补钾、输血及其他血液制品；对肝病患者禁用吗啡、巴比妥类药物，宜输入新鲜血，因库存血中含氨量高，易诱发肝性脑病。

1.非静脉曲张性上消化道大量出血

(1)抑制胃酸分泌药:对消化性溃疡和急性胃黏膜损伤引起的出血,临床常用H_2受体拮抗剂或质子泵阻滞剂,以提高pH和保持胃内较高的pH,有利于血小板聚集及血浆凝血功能所诱导的止血过程。常用药物及用法:西咪替丁200～400 mg,每6小时1次;雷尼替丁50 mg,每6小时1次;法莫替丁20 mg,每12小时1次;奥美拉唑40 mg,每12小时1次。在急性出血期均静脉给药。

(2)内镜直视下止血:局部喷洒5%Monsell液(碱式硫酸铁溶液),其止血机制在于可使局部胃壁痉挛,使出血周围血管发生收缩,并有促使血液凝固的作用,从而达到止血目的。内镜直视下高频电灼血管止血适用于持续性出血者。由于电凝止血不易精确凝固出血点,对出血面直接接触可引起暂时性出血,近年已广泛开展内镜下激光治疗,使组织蛋白凝固,小血管收缩闭合,立即起到机械性血管闭塞或血管内血栓形成的作用。

2.食管-胃底静脉曲张破裂出血

(1)血管升压素:为常用药物。其作用机制是使内脏血管收缩,从而减少门静脉血流量,降低门静脉及其侧支循环的压力以控制食管-胃底静脉曲张出血。

(2)生长抑素。①药理机制:具有收缩内脏血管、降低门静脉压力、减少胃肠道血流量的作用,同时又能抑制基础的及刺激后的胃酸分泌,抑制胃蛋白酶和胃泌素的释放,刺激胃黏液分泌。②不良反应:少数病例用药后出现恶心、眩晕、面部潮红。当注射速度超过0.05 mg/min时,患者会出现恶心和呕吐现象。③注意事项:由于生长抑素抑制胰岛素及胰高血糖素的分泌,在治疗初期会导致血糖水平短暂地下降;给胰岛素依赖型糖尿病患者使用生长抑素后,护理人员应每隔3～4小时测试1次血糖浓度,给药中,尽可能避免使用葡萄糖,必要的情况下应同时使用胰岛素;生长抑素的半衰期极短,护理人员应注意该药的滴注过程不能中断,若中断超过5分钟,应重新注射首剂,有可能时,可通过输液泵给药;该药必须在医师指导下使用。

(四)并发症护理

消化道出血是常见的临床急症,急性大量出血的病死率约为10%,因此,护理人员应密切观察患者病情变化,预防血容量不足的发生。

1.病情观察

护理人员应观察患者精神和意识状态的变化,同时观察患者的周围循环状态,尤其是患者的心率、血压情况,动态关注患者24小时出入量、血常规等化验结果,及时监测患者的出血情况,做好配合医师抢救的准备。

2.治疗护理

(1)护理人员应遵医嘱及时为患者补充血容量,迅速建立静脉通路。

(2)护理人员应做好患者的口腔护理,每天1～2次,减少口腔中的血腥味,增加患者的舒适感。

(3)护理人员应做好患者的皮肤清洁,保持床单位的干燥、整洁;经常给患者更换体位,避免皮肤局部受压。

(五)病情观察

(1)护理人员应严密监护生命体征,特别注意观察有无心率加快、心律失常、脉搏细弱、血压降低、脉压变小、呼吸困难、体温不升或发热。

(2)护理人员应观察患者有无精神疲倦、烦躁不安、嗜睡、表情淡漠、意识不清甚至昏迷,评估呕血或黑便的量及性状,准确判断活动性出血情况。

(3)护理人员应观察患者的皮肤和甲床色泽、肢体是温暖还是湿冷、周围静脉特别是颈静脉充盈情况。

(4)护理人员应准确记录患者的24小时出入量,疑有休克时留置导尿管,测每小时尿量,应保持尿量＞30 mL/h。

(5)护理人员应观察呕吐物和粪便的性质、颜色及量。

(6)护理人员应定期复查红细胞计数、血细胞比容、血红蛋白、网织红细胞计数、血尿素氮、大便隐血,以了解贫血程度、出血是否停止。

(7)护理人员应监测血清电解质和血气分析的变化。急性大出血时,经呕吐、鼻胃管抽吸和腹泻可丢失大量水分和电解质,护理人员应注意维持患者的水、电解质、酸碱平衡。

(8)护理人员应积极做好有关抢救准备,如建立有效的静脉输液通道,立即配血、以药物止血、以气囊压迫止血、内镜治疗、介入治疗。

(9)护理人员应安抚患者及家属,给予心理支持,减轻患者的恐惧,稳定其情绪;及时清理一切血迹和胃肠引流物,避免给患者恶性刺激。

(六)健康指导

(1)护理人员应向患者讲解引发该病的相关因素,预防复发。

(2)护理人员应指导患者合理饮食、活动和休息,避免诱因。

(3)护理人员应叮嘱患者遵医嘱服药,避免服用阿司匹林、吲哚美辛、激素类药物。

(4)护理人员应指导患者及家属观察呕血和黑便的量、性状和出现次数,掌握有无继续出血的征象。一旦反复呕血,血呈现红色,或排黑便次数增多、便质稀薄或呈暗红色,患者应立即就医。

(5)护理人员应叮嘱患者出院后定期复查。

第二节 反流性食管炎

反流性食管炎(reflux esophagitis,RE)是指胃、十二指肠内容物反流入食管所引起的食管黏膜炎症、糜烂、溃疡和纤维化等病变,甚至引起咽喉、气道等食管以外的组织损害。男、女的发病率比例为(2～3):1,该病的发病率为1.92%。随着年龄增长,食管下段括约肌收缩力下降,胃、十二指肠内容物自发性反流,老年人反流性食管炎的发病率有所增加。

一、病因与发病机制

(一)抗反流屏障削弱

食管下括约肌是指食管末端3～4 cm长的环形肌束。静息时,正常人的食管下括约肌的压力为1.3～4.0 kPa(10～30 mmHg),可以防止胃内容物反流入食管。由于年龄增长、机体老化,食管下括约肌的收缩力下降而引起食物反流。一过性食管下括约肌松弛也是反流性食管炎的主要发病机制。

(二)食管清除作用减弱

正常情况下,一旦发生食物反流,大部分反流物通过1～2次食管自发和继发性的蠕动性收缩被排入胃内,剩余的部分则由唾液缓慢地中和。老年人的食管蠕动缓慢,唾液产生减少,影响了食管的清除作用。

(三)食管黏膜屏障作用下降

食管上皮表面黏液、不移动水层和表面HCO_3^-、复层鳞状上皮等构成上皮屏障,黏膜下丰富的血液供应构成后上皮屏障,发挥抗反流物对食管黏膜损伤的作用。随着机体老化,食管黏膜逐渐萎缩,黏膜屏障作用下降。

二、护理评估

(一)健康史

询问患者的饮食结构及习惯、有无长期服用药物史。

(二)身体评估

1.反流症状

反酸、反食、反胃(指胃内容物在无恶心和不用力的情况下涌入口腔)、嗳气等,多在餐后明显或加重,平卧或躯体前屈时易出现。

2.反流物引起的刺激症状

胸骨后或剑突下有烧灼感,胸痛,吞咽困难。胸痛常由胸骨下段向上伸延,常在餐后1小时出现,平卧、弯腰或腹压升高时可加重。反流物刺激食管痉挛导致胸痛,常发生在胸骨后或剑突下,严重时可为剧烈刺痛,可放射到后背、胸部、肩部、颈部、耳后,有的酷似心绞痛。

3.其他症状

咽部不适,有异物感、棉团感或堵塞感,可能与酸反流引起食管上段括约肌压力升高有关。

4.并发症

(1)上消化道大量出血:食管黏膜炎症、糜烂及溃疡可以导致上消化道大量出血。

(2)食管狭窄:食管炎反复发作致使纤维组织增生,最终导致瘢痕性狭窄。

(3)Barrett食管:在食管黏膜的修复过程中,食管-贲门交界处2 cm以上的食管鳞状上皮被特殊的柱状上皮取代,称为Barrett食管。Barrett食管发生溃疡时,又称Barrett溃疡。Barrett食管是食管癌的主要癌前病变。

(三)辅助检查

1.内镜检查

内镜检查是反流性食管炎最准确、最可靠的诊断方法,能判断其严重程度和有无并发症,结合活检可与其他疾病相鉴别。

2.24小时食管pH监测

应用便携式pH记录仪在生理状态下对患者进行24小时食管pH监测,可提供食管是否存在过度酸反流的客观依据。在进行该项检查前3天,患者应停用抑酸药与促胃肠动力的药物。

3.食管吞钡X线检查

对不愿意接受或不能耐受内镜检查者行该检查。严重患者可发现阳性X线征。

(四)心理社会状况

反流性食管炎长期持续存在,病情反复,病程迁延,患者会出现食欲减退,体重下降,导致患者心情烦躁、焦虑;合并消化道出血时患者会紧张、恐惧。应注意评估患者的情绪状态及患者对该病的认知程度。

三、常见护理诊断及问题

(一)疼痛

胸痛与胃食管黏膜炎性病变有关。

(二)营养失调

营养低于机体需要量与害怕进食、消化吸收不良等有关。

(三)有体液不足的危险

有体液不足的危险与合并消化道出血引起活动性体液丢失、呕吐及液体摄入量不足有关。

(四)焦虑

焦虑与病情反复、病程迁延有关。

(五)知识缺乏

患者缺乏对反流性食管炎病因和预防知识的了解。

四、诊断要点与治疗原则

(一)诊断要点

临床上有明显的反流症状,内镜下有反流性食管炎的表现,有食管过度酸反流的客观依据即可做出诊断。

(二)治疗原则

以药物治疗为主,对药物治疗无效或发生并发症者可做手术治疗。

1.药物治疗

目前多主张采用递减法,即开始使用质子泵抑制剂加促胃肠动力药,迅速控制症状,待症状控制后再减量维持。

(1)促胃肠动力药:目前常用的药物是西沙必利。常用量为每次 5~15 mg,每天 3~4 次,疗程为8~12 周。

(2)抑酸药。①H_2受体拮抗剂(H_2RA):西咪替丁 400 mg、雷尼替丁 150 mg 或法莫替丁 20 mg,每天 2 次,疗程为 8~12 周。②质子泵抑制剂(PPI):奥美拉唑 20 mg、兰索拉唑 30 mg、泮托拉唑 40 mg、雷贝拉唑 10 mg 或埃索美拉唑 20 mg,一天 1 次,疗程为 4~8 周。③抗酸药:仅用于症状轻、间歇发作的患者,用于临时缓解症状。有并发症或停药后很快复发的反流性食管炎患者,需要长期维持治疗。H_2RA、西沙必利、PPI 均可用于维持治疗,其中以 PPI 效果最好。维持治疗的剂量因患者而异,以调整至患者无症状的最低剂量为合适剂量。

2.手术治疗

手术为不同术式的胃底折叠术。手术指征:①严格内科治疗无效。②虽经内科治疗有效,但患者不能忍受长期服药。③经反复扩张治疗后食管狭窄仍反复发作。④确证有由反流性食管炎引起的严重呼吸道疾病。

3.并发症的治疗

(1)食管狭窄:大部分食管狭窄可行内镜下食管扩张术治疗。扩张后予以长程 PPI 维持治疗可防止狭窄复发。少数严重瘢痕性狭窄需行手术切除。

(2)Barrett 食管:药物治疗是预防 Barrett 食管发生和发展的重要措施,必须使用 PPI 治疗及长期维持。

五、护理措施

(一)一般护理

为减少平卧时及夜间反流,可将床头抬高 15~20 cm。患者应避免睡前 2 小时内进食,白天进餐后不宜立即卧床;应避免食用使食管下括约肌压力降低的食物和药物,如巧克力、咖啡、浓茶、硝酸甘油、钙离子通道阻滞剂;应戒烟及禁酒;减少一切影响腹压升高的因素,如肥胖、便秘、紧束腰带。

(二)用药护理

护理人员应遵医嘱给予药物治疗,注意观察药物的疗效及不良反应。

1.H_2 受体拮抗剂

应在餐中或餐后即刻服用药物,若需同时服用抗酸药,则两药应间隔 1 小时以上。若静脉给药应注意控制速度,过快可引起低血压和心律失常。西咪替丁对雄性激素受体有亲和力,可导致男性乳腺发育、阳痿以及性功能紊乱,护理人员应做好解释工作。该药物主要通过肾排泄,患者用药期间护理人员应监测其肾功能。

2.质子泵抑制剂

奥美拉唑可引起头晕,护理人员应嘱患者用药期间避免开车或做其他必须高度集中注意力的工作。兰索拉唑的不良反应包括出现荨麻疹或皮疹、瘙痒、头痛、口苦、肝功能异常等,轻度不良反应不影响继续用药,较严重时应及时停药。泮托拉唑的不良反应较少,偶尔可引起头痛和腹泻。

3.抗酸药

该药在饭后1小时和睡前服用。服用片剂时应嚼服,如用乳剂,用药前应充分摇匀。

应避免与奶制品、酸性饮料及其他食物同时服用抗酸剂。

(三)饮食护理

(1)护理人员应指导患者有规律地定时进餐,不宜过饱,选择营养丰富、易消化的食物,避免摄入过咸、过甜、过辣的刺激性食物。

(2)护理人员应与患者共同制订饮食计划,指导患者及家属改进烹饪技巧,增加食物的色、香、味,刺激患者的食欲。

(3)护理人员应观察并记录患者每天进餐的次数、量、种类,以了解其摄入营养素的情况。

六、健康指导

(一)疾病知识的指导

护理人员应向患者及家属介绍该病的有关病因,避免诱发因素;嘱患者保持良好的心理状态,平时生活要有规律,合理安排工作和休息时间,注意劳逸结合,积极配合治疗。

(二)饮食指导

护理人员应指导患者加强饮食卫生和饮食营养,养成有规律的饮食习惯;避免过冷、过热、辛辣等刺激性食物及浓茶、咖啡等饮料。嗜酒者应戒酒。

(三)用药指导

护理人员应根据病因及病情进行指导,介绍药物的不良反应,嘱患者长期维持治疗,如有异常及时复诊。

第三节 慢 性 胃 炎

慢性胃炎是由不同原因引起的胃黏膜慢性炎症。病变可局限于胃的一部分(常见于胃窦部),也可累及整个胃部。慢性胃炎一般可分为慢性浅表性胃炎、慢性萎缩性胃炎两大类,前者是慢性胃炎中最常见的一种,占60%~80%,后者则由于易发生癌变而受到人们的关注。慢性胃炎的发病率随年龄增长而增加。

一、护理要点

护理人员应合理应用药物,及时对症处理;嘱患者戒除烟酒嗜好,养成良好的饮食习惯;做好健康指导,嘱患者保持良好心理状态;嘱患者重视疾病变化,定期检查随访。

二、护理措施

(1)慢性胃炎的患者应立即解除疲劳的工作状态而加强休息,必要时卧床休息。患者应撇开一切烦恼,保持安详、乐观的人生态度;应保持周围环境清洁、卫生和安静;可以听一些轻音乐,这有助于慢性胃炎的康复。

(2)患者应改变不规律进食、过快进食或暴饮暴食等不良习惯,养成定时、定量规律进食的好习惯;进食宜细嚼慢咽,使食物与唾液充分混合,减少对胃黏膜的刺激。

(3)患者应停止进食过冷、过烫、辛辣、高钠、粗糙的食物。患者最好以易消化的面食为主食。

(4)慢性胃炎的患者必须彻底戒除烟、酒,最好不要饮用浓茶。

(5)停止服用水杨酸类药物。胃酸减少或缺乏者可适当喝米醋。

三、用药及注意事项

(一)保护胃黏膜

1.硫糖铝

硫糖铝能与胃黏膜中的黏蛋白结合,形成一层保护膜,是一种很好的胃黏膜保护药。它还可以促进胃黏膜的新陈代谢。每次 10 g,每天 3 次。

2.甘珀酸

该药能促使胃黏液分泌增加和胃黏膜上皮细胞寿命延长,从而形成保护黏膜的屏障,增强胃黏膜的抵抗力。每次 50~100 mg,每天 3 次,对高血压患者不宜应用。

3.胃膜素

胃膜素为猪胃黏膜中提取的抗胃酸多糖质,遇水变为具有附着力的黏浆,附贴于胃黏膜而起保护作用,并有制酸作用。每次 2~3 g,每天 3 次。

4.麦滋林-S 颗粒

麦滋林-S 颗粒具有胃黏膜保护功能,最大的优点是不被肠道吸收入血,故儿乎无任何不良反应。每次 0.67 g,每天 3 次。

(二)调整胃运动功能

1.甲氧氯普胺

该药能抑制延脑的催吐化学感受器,有明显的镇吐作用;同时能调整胃窦功能,增强幽门括约肌的张力,防止和减少碱性反流。每次 5~10 mg,每天 3 次。

2.吗丁啉

吗丁啉的作用较甲氧氯普胺强,不良反应少,且不透过血-脑屏障,不会引起锥体外系反应,是目前较理想的促进胃蠕动的药物。每次 10~20 mg,每天 3 次。

3.西沙比利

西沙比利的作用与吗丁啉的作用类似,但不良反应更小,疗效更好。每次 5 mg,每天 3 次。

(三)抗酸或中和胃酸

西咪替丁能使基础胃酸分泌减少约 80%,使各种刺激引起的胃酸分泌减少约 70%。每次 200 mg,每天 3 次。

(四)促进胃酸分泌

1.卡尼汀

卡尼汀能促进胃肠功能,使唾液、胃液、胆液、胰液及肠液等的分泌增加,从而加强消化功能,有利于低酸的恢复。

2.多酶片

多酶片每片内含淀粉酶 0.12 g、胃蛋白酶 0.04 g、胰酶 0.12 g,作用是加强消化功能。每次2片,每天 3 次。

(五)抗感染

1.庆大霉素

每次口服庆大霉素 4 万单位,每天 3 次,对于上呼吸道炎症、牙龈炎、鼻炎等慢性炎症有较快、较好的疗效。

2.德诺(De-Nol)

德诺主要成分是枸橼酸铋钾,具有杀灭幽门螺杆菌的作用。每次 240 mg,每天 2 次。服药时间不得超过 3 个月,因为久服胶体铋有引起锥体外系中毒的危险。

3.三联疗法

三联疗法:德诺+甲硝唑+四环素或阿莫西林,是当前根治幽门螺杆菌的最佳方案,根治率可达96%。用法为德诺,每次240 mg,每天2次;甲硝唑,每次0.4 g,每天3次;四环素,每次500 mg,每天4次;阿莫西林,每次1.0 g,每天4次。按此方案连服14天为1个疗程。

四、健康指导

因为慢性胃炎病程较长,治疗进展缓慢,而且可能反复发作,所以患者常有严重焦虑,而焦虑不安、精神紧张又是慢性胃炎病情加重的重要因素之一。如此恶性循环,必将严重影响慢性胃炎的治疗。因此,对患者进行心理疏导往往能收到良好的效果。护理人员应叮嘱患者生活要有规律,保持乐观情绪;应少食多餐,饮食以清淡、无刺激性、易消化为宜,戒烟、酒;禁用或慎用阿司匹林等可致溃疡的药物;定期复诊,如上腹疼痛节律发生变化或出现呕血、黑便,应立即就医。

第四节 肝 硬 化

肝硬化是长期肝细胞坏死,继发广泛纤维化伴结节形成的结果。一种或多种致病因子长期或反复损伤肝实质,致使肝细胞弥漫性变性、坏死和再生,进而引起肝脏结缔组织弥漫性增生和肝细胞再生,最后导致肝小叶结构破坏和重建,肝内血液循环发生障碍。肝功能损害和门脉高压为该病的主要临床表现,晚期常出现严重的并发症。

肝硬化是世界性疾病,所有种族,不论年龄、性别均可罹患。中年男性易罹患。

在我国肝硬化主要为肝炎后肝硬化。血吸虫病性、单纯乙醇性、心源性、胆汁性肝硬化均少见。

一、病因

引起肝硬化的病因很多。病毒性肝炎最常见。同一病例可由一种、两种或两种以上病因同时或先后作用引起,有些病例的原因不明。

(一)病毒性肝炎

病毒性肝炎经慢性活动性肝炎阶段逐步演变为肝硬化,称为肝炎后肝硬化。

乙型病毒性肝炎和丙型病毒性肝炎常见,甲型病毒性肝炎一般不发展为肝硬化。由急性或亚急性重型肝炎演变的肝硬化称为坏死后肝硬化。

(二)寄生虫感染

患者感染血吸虫病时,大量血吸虫卵进入肝窦前的门脉小血管内,刺激结缔组织增生,引起门脉高压。肝细胞的坏死和增生一般不明显,没有肝细胞的结节再生。但如伴发慢性乙型病毒性肝炎,其结果多为混合结节型肝硬化。

(三)酒精中毒

酒精中毒主要由酒精的中间代谢产物(乙醛)对肝脏的直接损害引起。酗酒引起长期营养失调,使肝脏对某些毒性物质的抵抗力降低,在发病机制上也起一定作用。

(四)胆汁淤积

肝外胆管阻塞或肝内胆汁淤积持续存在时,高浓度的胆酸和胆红素对肝细胞有损害作用,久之可发展为肝硬化。由肝外胆管阻塞引起的肝硬化称为继发性胆汁性肝硬化。由原因未明的肝内胆汁淤积引起的肝硬化称为原发性胆汁性肝硬化。

(五)循环障碍

慢性充血性心力衰竭、缩窄性心包炎和各种病因引起肝小静脉阻塞综合征等,导致肝脏充血,肝细胞缺氧,引起小叶中央区肝细胞坏死及纤维组织增生,最终发展为肝硬化。

(六)药物和化学毒物

长期服用某些药物(如辛可芬、异烟肼、甲基多巴、利福平)或反复接触化学毒物(如四氯化碳、磷、砷、氯仿)可损伤肝脏,引起中毒性肝炎,最后演变为肝硬化。

(七)遗传和代谢性疾病

血友病、肝豆状核变性、半乳糖血症、糖原贮积等遗传代谢性疾病亦可发展为肝硬化,称为代谢性肝硬化。

(八)慢性肠道感染和营养不良

慢性菌痢、溃疡性结肠炎等常引起消化和吸收障碍,发生营养不良,同时肠内的细菌毒素及蛋白质腐败的分解产物等经门静脉到达肝内,引起肝细胞损害,演变为肝硬化。

(九)隐匿性肝硬化

病因难以肯定的肝硬化称为隐匿性肝硬化,其中很大部分病例可能与隐匿性无黄疸型肝炎有关。

二、临床表现

肝硬化的病程一般比较缓慢,可能隐伏数年至数十年。肝脏具有很强的代偿功能,因此,早期临床表现常不明显或缺乏特征性。肝硬化的临床分期为肝功能代偿期和肝功能失代偿期。

(一)肝功能代偿期

一般症状较轻,缺乏特征性。患者常有乏力、食欲减退、消化不良、恶心、厌油、腹胀、中上腹隐痛或不适及腹泻,部分有踝部水肿、鼻出血、齿龈出血等。上述症状多呈间歇性。患者常因过度疲劳而发病,经适当休息及治疗可缓解。体征一般不明显,肝脏可轻度大,无或有轻度压痛,部分患者可有脾大。肝功能检查结果多在正常范围内或有轻度异常。

(二)肝功能失代偿期

随着疾病的进展,症状逐渐明显,肝脏常逐渐缩小,质变硬。临床表现主要是肝功能减退和门脉高压。

1.肝功能减退

(1)营养障碍:表现为消瘦、贫血、乏力、水肿、皮肤干燥而松弛、面色灰暗、口角炎、毛发稀疏无光泽等。

(2)消化道症状:早期出现的食欲缺乏、腹胀、恶心、腹泻等消化道症状逐渐明显,稍进油腻的肉食,即引起腹泻。部分患者还可出现轻度黄疸。

(3)出血倾向:轻者有鼻出血、齿龈出血,重者有胃肠道黏膜弥漫性出血及皮肤紫癜。这与肝脏合成凝血因子减少,脾大及脾功能亢进引起血小板计数减少有关。毛细血管脆性增加是出血倾向的附加因素。

(4)发热:部分患者可有低热,多为病变活动及肝细胞坏死时释出的物质影响体温调节中枢所致。用抗生素治疗此类发热无效,只有肝病好转时发热才能消失。如持续发热或高热,则提示合并有感染、血栓性门静脉炎、原发性肝癌等。

(5)黄疸:表现为巩膜浅黄、尿色黄。如巩膜甚至全身皮肤黏膜呈深度金黄色,应考虑有肝硬化伴肝内胆汁瘀积的可能。

(6)内分泌功能失调的表现:肝对雌激素灭活作用减退导致脸、颈、肩、手背及上胸处的蜘蛛痣和/或毛细血管扩张。肝掌表现为大、小鱼际和指尖斑点状发红,加压后褪色。可出现男性乳房发育、睾丸萎缩、性功能减退,女性月经不调、闭经、不孕等。皮肤色素沉着,面色污黑、晦暗,可能由继发性肾上腺皮质功能减退所致,也可能与肝脏不能代谢黑色素有关。继发性醛固酮、抗利尿激素增加导致水、钠潴留,尿量减少,对水肿与腹水的形成亦起重要促进作用。

2.门脉高压症

在肝硬化的发展过程中,肝细胞的坏死、再生结节的形成、结缔组织增生和肝细胞结构的改建,使门静脉小分支闭塞、扭曲,发生门静脉血流障碍,导致门脉压力升高。

(1)脾大及脾功能亢进:门脉压力升高时,脾脏淤血、纤维结缔组织及网状内皮细胞增生使脾大(多为正常的2~3倍,部分患者的脾可平脐或达脐下)。脾大时常伴有脾功能亢进,表现为末梢血中白细胞和血小板计数减少,红细胞计数也可减少。胃底静脉破裂出血时脾缩小,输血、补液后脾渐渐增大。脾功能亢进可能由于增生的网状内皮细胞对血细胞的吞噬、破坏作用加强;或由于脾脏产生某些体液因素抑制骨髓造血功能或加速血细胞的破坏。

(2)侧支循环的形成:因门静脉回流受阻,门静脉与腔静脉间的吻合支渐次扩张、开放,形成侧支循环。胃冠状静脉与食管静脉丛吻合,形成食管下段和胃底静脉曲张。这些静脉位于黏膜下疏松组织中,常由于腹内压突然升高或消化液反流侵蚀及食物的摩擦而破裂出血。脐旁静脉与脐周腹壁静脉沟通,形成脐周腹壁静脉曲张,有时该处可听到连续的静脉杂音。直肠上静脉与直肠中静脉、直肠下静脉吻合扩张,形成内痔。门静脉回流受阻时侧支循环血流方向见图4-1。

(3)腹水:腹水的产生表明肝硬化病情较重。初起时患者有腹胀感,体检可发现移动性浊音(腹水量>500 mL)。大量腹水可使横膈抬高而致呼吸困难和心悸,腹部膨隆,腹壁皮肤张紧发亮,有移动性浊音和水波感。腹内压力明显升高时,脐可突出而形成脐疝。在腹水出现的同时,常可发生肠胀气。部分腹水患者伴有胸腔积液,以右侧胸腔积液多见,两侧胸腔积液较少。胸腔积液系腹水通过横膈淋巴管进入胸腔所致。腹水为草黄色漏出液。腹水形成的主要因素有清蛋白合成减少、蛋白质摄入和吸收障碍,当血浆清蛋白<30 g/L时,血浆胶体的渗透压降低,促使血浆外渗;门脉压力升高至2.94~5.88 kPa(正常为0.785~1.18 kPa),腹腔毛细血管的滤过压升高,组织液回吸收减少而漏入腹腔;进入肝静脉血流受阻使肝淋巴液增加与发生回流障碍,淋巴管内压升高,造成大量淋巴液从肝包膜及肝门淋巴管溢出;肝脏对醛固酮、抗利尿激素灭活作用减退;腹水

形成后循环血容量减少,通过肾小球旁器使肾素分泌增加,产生肾素-血管紧张素-醛固酮系统反应,醛固酮分泌增多,导致肾远曲小管水、钠潴留作用加强,腹水进一步加重。

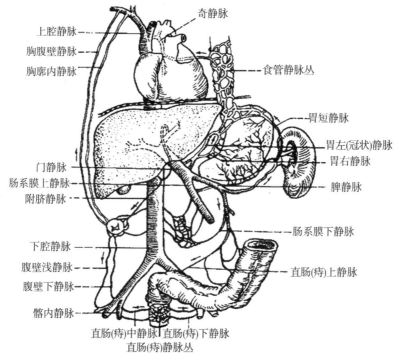

图 4-1 门静脉回流受阻时侧支循环血流方向

(4)食管和胃底静脉曲张破裂出血:是门脉高压症的主要并发症,病死率为30%～60%。当门静脉压力超过下腔静脉压力,达 1.47～1.60 kPa 时,静脉曲张就可发生出血。静脉曲张大者比静脉曲张小者更易破裂出血。最常见的表现是呕血。出血可以是大量的,并迅速发生休克;也可自行停止,以后再发。偶尔仅表现为便血或黑便。

3.肝肾综合征

肝肾综合征(功能性肾衰竭)指严重肝病患者出现肾功能不良,并排除其他引起肾功能不良的原因。肝肾综合征的发病机制尚未明确。肝肾综合征通常见于严重的肝脏疾病患者。主要表现为少尿、蛋白尿、尿钠低(<10 mmol/L),尿与血浆肌酐比值≥30:1,尿与血浆渗透压比值>1。这些尿的改变与急性肾小管坏死不同。肾功能损害的发展程度不一,一些患者于数天内肾功能完全丧失,另一些患者的血清肌酐随肝脏功能逐渐恶化而缓慢上升,达数周之久。

4.肝性脑病

肝性脑病指肝脏功能衰竭而导致代谢紊乱、中枢神经系统功能失调的综合征。它是晚期肝硬化最严重的表现,也是常见的致死原因。临床上以意识障碍和昏迷为主要表现。

肝硬化是肝性脑病的最主要原发病因。常见的诱发因素有上消化道大量出血、感染、摄入高蛋白饮食、使用含氮药物、放腹水、大手术、麻醉、饮酒等。肝性脑病的发病机制尚未明了,主要有氨和硫醇中毒学说、假性神经介质学说、γ-氨基丁酸能神经传导功能亢进等学说。

临床上按意识障碍、神经系统表现和脑电图改变将肝性脑病分为4期(表4-1)。

表 4-1 肝性脑病分期

分 期	精神状况	运动改变
亚临床期	常规检查无变化,完成工作或驾驶能力受损	完成常规精神运动试验或床边实验,如画图或数字连接的能力受损
Ⅰ期(前驱期)	思维紊乱、淡漠、激动、欣快、不安、睡眠紊乱	细震颤、协调动作缓慢、扑翼样震颤
Ⅱ期(昏迷前期)	嗜睡、昏睡、有定向障碍、行为失常	扑翼样震颤、发音困难、初级反射出现
Ⅲ期(昏睡期)	思维显著紊乱,言语令人费解	反射亢进,有巴宾斯基征、尿、便失禁、肌阵挛、过度换气
Ⅳ期(昏迷期)	昏迷	去大脑体位,有短促的眼头反射,疼痛刺激反应早期存在,进展为反应减弱和刺激反应消失

肝性脑病患者呼出的气中常具有一种烂苹果样臭味,这与肝脏不能分解甲硫氨酸中间产物二甲基硫和甲基硫醇有关,肝臭可在昏迷前出现,是一种预后不良的征象。

5.其他

肝硬化患者常因抵抗力降低并发各种感染,如支气管炎、肺炎、自发性腹膜炎、结核性腹膜炎、尿路感染。腹膜炎发生的机制可能是细菌通过血液或淋巴液播散入腹腔,并可穿过肠壁而入腹腔。腹水患者易发生腹膜炎,病死率高,早期诊断非常重要。自发性腹膜炎起病较急者常有腹痛和腹胀。起病缓者则多有低热或不规则的发热,伴有腹部隐痛、恶心、呕吐及腹泻。体检可发现腹膜刺激征,腹水性质由漏出液转为渗出液。

长期低钠盐饮食,利尿及大量放腹水,易发生低钠血症和低钾血症。长期使用高渗葡萄糖溶液与肾上腺糖皮质激素、呕吐及腹泻亦可使钾、氯减少,而产生低钾、低氯血症,并致代谢性碱中毒和肝性脑病。

(三)肝脏体征

早期肝脏大,质地中等或中等偏硬,晚期肝脏缩小,坚硬,表面呈颗粒状或结节状。肝脏一般无压痛,但在肝细胞进行性坏死或并发肝炎或肝周围炎时,可有触痛与叩击痛。肝边缘锐利提示无炎症活动,边缘圆钝表明有炎症、水肿、脂肪浸润或纤维化。肝硬化时右叶下缘不易触及而左叶增大。

三、检查

(一)血常规

白细胞和血小板计数明显减少。失血、营养障碍、叶酸及维生素 B_{12} 缺乏导致缺铁性或巨幼红细胞性贫血。

(二)肝功能检查

早期蛋白电泳即显示球蛋白含量升高,而清蛋白到晚期才降低。絮状及浊度试验在肝功能代偿期可正常或轻度异常,而在失代偿期多为异常。失代偿期转氨酶活力可呈轻、中度升高,一般以谷丙转氨酶(SGPT)活力升高较显著,肝细胞有严重坏死时,血清转氨酶活力常高于 SGPT 的活力。

静脉注射磺溴酞 5 mg/kg(即 1 kg 体重用药 5 mg)45 分钟后,正常人血内滞留量应低于 5%,肝硬化时多有不同程度的增加。磺溴酞可有变态反应,检查前应进行皮内过敏试验。吲哚靛青绿亦是一种染料,一般静脉注射 0.5 mg/kg 15 分钟后,正常人血中滞留量<10%,肝硬化尤其是结节性肝硬化患者的潴留值明显升高,达 30% 以上。该试验为诊断肝硬化的最好的方法,比溴磺酞试验更敏感,更安全、可靠。

在肝功能代偿期,血中胆固醇多正常或偏低;在肝功能失代偿期,血中胆固醇下降,特别是胆固醇酯部分常低于正常水平。凝血酶原时间测定在代偿期可正常,在失代偿期则呈不同程度的延长,注射维生素 K 亦不能纠正。

(三)影像学检查

B 型超声波检查可探查肝、脾的大小及有无腹水,可显示脾静脉和门静脉增宽,有助于诊断。食管静脉曲张时,吞钡 X 线检查可见蚯蚓或串珠状充盈缺损,纵行黏膜皱襞增宽。胃底静脉曲张时,可见菊花样充盈缺损。放射性核素肝脾扫描可见肝摄取减少、分布不规则,脾摄取增加,脾脏增大可明显显影。

(四)纤维食管镜

纤维食管镜检查可见食管钡餐检查阴性的食管静脉曲张。

(五)肝穿刺活组织检查

肝活组织检查常可明确诊断,但此为创伤性检查,仅在临床诊断确有困难时才选用。

(六)腹腔镜检查

该检查可直接观察肝脏的表面、色泽、边缘及脾脏等的改变,并可在直视下进行有目的的穿刺活组织检查,对鉴别肝硬化、慢性肝炎和原发性肝癌以及明确肝硬化的病因很有帮助。

四、基本护理

(一)观察要点

一般症状和体征的观察包括观察患者的全身情况,有无消瘦、贫血、乏力、面色灰暗、口角炎、毛发稀疏而无光泽等营养障碍表现;观察皮肤黏膜、巩膜有无黄染,尿色有无变化;注意蜘蛛痣、杵状指、色素沉着、肝臭、水肿、男性乳房发育等体征。了解有无肝区疼痛、食欲缺乏、厌油、恶心、呕吐、排便不规则、腹胀等消化道症状。

(二)并发症的观察

1.门脉高压症

观察腹水、腹胀和其他压迫症状,观察腹壁静脉曲张、痔出血、贫血、鼻出血、齿龈出血、瘀点、瘀斑、呕血、黑便。

2.腹水

观察尿量、腹围、体重变化和有无水肿。

3.肝性脑病

观察患者的意识和精神活动,有无嗜睡、昏睡、昏迷、定向障碍、胡言乱语,有无睡眠节律紊乱和扑翼样震颤。

(三)一般护理

1.合理的休息

研究证明取卧位与站立时肝脏血流量有明显差异,前者比后者多40%以上。因此,合理的卧床休息既可减少体能消耗,又能降低肝脏负荷,增加肝脏血流量，防止肝功能进一步受损和促进肝细胞恢复。在肝功能代偿期患者应适当减少活动，降低工作强度，注意休息，避免劳累。若病情不稳定、肝功能试验异常，则应减少活动，充分休息。有发热、黄疸、腹水等表现的失代偿患者应以卧床休息为主，并保证充足的睡眠。

2.正确的饮食

饮食营养是改善肝功能的基本措施之一。正确的进食和合理的营养，能促进肝细胞再生，反之则会加重病情，诱发上消化道大量出血、肝昏迷、腹泻等。肝硬化患者应摄入高热量、高蛋白、高维生素且易消化的食物，适当限制动物脂肪的摄入，不食增加肝脏解毒负荷的食物和药物。一般要求每天总热量在 $10.46 \sim 12.55$ kJ($2.5 \sim 3.0$ kcal)。蛋白质每天 $100 \sim 150$ g，富含蛋白质的食物宜多样化、易消化、含有丰富的必需氨基酸。脂肪每天 $40 \sim 50$ g。要有足量的B族维生素、维生素C等。为防便秘，可摄入含纤维素多的食物。护理人员应给予肝功能显著减退的晚期患者或有肝性脑病先兆者低蛋白饮食，蛋白质摄入量为每天 30 g左右。对伴有腹水者护理人员应按病情给予低盐（每天 $3 \sim 5$ g）和无盐饮食，患者腹水严重时应限制每天的入水量。护理人员应为黄疸患者补充胆盐；嘱患者不饮酒、咖啡，不吸烟，不吃高盐食物；避免有刺激性及粗糙、坚硬的食物，进食时应细嚼慢咽，以防引起食管或胃底静脉破裂出血。护理人员应教育患者和家属认识到正确饮食和合理营养的意义，并且理解饮食疗法必须长期持续，要有耐心和毅力，使患者能正确地掌握、家属能予以监督。

（四）心理护理

肝硬化的病程漫长，该病久治不愈，尤其进入失代偿期后，患者遭受很大的痛苦，承受的心理压力大，心理变化也大。因此，护理人员应在常规治疗护理中做好心理护理，须做好以下几方面：①保持病房的整洁、安静、舒适，从视、听、嗅、触等方面消除不良刺激，使患者在生活起居感到满意。②要主动指导病情稳定的患者及其家属掌握治疗性自我护理方法，包括通过多种形式宣教有关医疗知识，消除他们的恐惧、悲观感，助其树立信心；帮助分析并发症发生的诱因，增强患者的预防能力；对心理状态稳定型患者可客观地介绍病情及检查化验结果，以取得其配合。③对病情反复发作者，要热情地帮助其恢复生活自理能力，增强其战胜疾病的信心；对忧郁悲观型患者应给予极大的同情心，充分理解他们，帮助他们解决困难；对怀疑类型的患者应明确告知诊断无误，客观介绍病情，并使其冷静地面对现实。④根据病情需要适当安排娱乐活动。

（五）药物治疗的护理

病情严重的患者进食少时，护理人员可静脉供给能量，以补充机体所需。研究表明，80%～100%的肝硬化患者存在程度不同的能量、营养不足。老年患者按每天每千克体重摄入 1.0 g 蛋白质为基础需要量，附加由疾病相关因素造成的额外丢失。补充蛋白质（氨基酸）时，护理人员应提供以必需氨基酸为主的氨基酸溶液；若肝功损害严重，则以含丰富支链氨基酸（45%）的溶液作为氮源。目前冰冻血浆的使用越来越广泛，使用过程中护理人员应注意掌握正确的融化方法和观察输注不良反应。一般冰冻血浆融化后不再复冻。

使用利尿剂时，护理人员应教会患者正确服用利尿药；通常需向患者讲述常用利尿药的作用及不良反应；指导患者掌握观察方法，如体重每天减少 0.5 kg，尿量每天达 2 000～2 500 mL，腹围逐渐缩小。

第五节 病毒性肝炎

一、甲型病毒性肝炎

甲型病毒性肝炎旧称流行性黄疸或传染性肝炎，早在 8 世纪就有记载。目前全世界有 40 亿人口受到该病的威胁。近年来对其病原学和诊断技术等方面的研究进展较大，并已成功研制出甲型肝炎病毒减毒活疫苗和灭活疫苗，可有效控制该病的流行。

（一）病因

该病的传染源是患者和亚临床感染者。潜伏期后期及黄疸出现前数天传染性最强，黄疸出现后 2 周粪便仍可能排出病毒，但传染性已明显减弱。无慢性甲型肝炎病毒（HAV）携带者。

（二）诊断要点

甲型病毒性肝炎主要依据流行病学资料、临床特点、常规实验室检查和特异性血清学诊断。流行病学资料应参考当地该病的流行疫情，患者病前有无肝炎患者密切接触史及个人、集体饮食卫生状况。急性黄疸型病例黄疸期诊断不难。在黄疸前期获得诊断称为早期诊断，此期表现似感冒或急性胃肠炎，如尿色变为深黄色应疑及该病。急性无黄疸型及亚临床型病例不易早期发现,诊断主要依赖肝功能检查。根据特异性血清学检查可做出病因学诊断。凡慢性肝炎和重型肝炎,一般不考虑该病的诊断。

1.分型

甲型病毒性肝炎的潜伏期为 2~6 周,平均为 4 周,临床分为急性黄疸型(AIH)、急性无黄疸型和亚临床型。

(1)急性黄疸型:①黄疸前期,急性起病,患者多有畏寒发热,体温 38 ℃左右,全身乏力,食欲缺乏,厌油、恶心、呕吐,上腹部饱胀不适或腹泻。少数病例以上呼吸道感染症状为主要表现,偶见荨麻疹,继之尿色加深。该期一般持续 5~7 天。②黄疸期,热退后出现黄疸,可见皮肤巩膜不同程度黄染。肝区隐痛,肝大,触之有充实感,伴有叩痛和压痛,尿色进一步加深。黄疸出现后全身及消化道症状减轻,否则可能发生重症化,但重症化者罕见。该期持续 2~6 周。③恢复期,黄疸逐渐消退,症状逐渐消失,肝脏逐渐回缩至正常,肝功能逐渐恢复。该期持续 2~4 周。

(2)急性无黄疸型:起病较缓慢,除无黄疸外,其他临床表现与急性黄疸型相似,症状一般较轻。患者多在 3 个月内恢复。

(3)亚临床型:部分患者无明显临床症状,但肝功能有轻度异常。

(4)急性淤胆型:该型实为黄疸型肝炎的一种特殊形式,特点是肝内胆汁淤积性黄疸持续较久,消化道症状轻,肝实质损害不明显。而黄疸很深,多有皮肤瘙痒及便色变浅,预后良好。

2.实验室检查

(1)常规检查:外周血白细胞总数正常或偏低,淋巴细胞相对增多,偶见异型淋巴细胞,一般不超过 10%,这可能是淋巴细胞受病毒抗原刺激后发生的母细胞转化现象。黄疸前期末尿胆原及尿胆红素开始呈阳性反应,是早期诊断的重要依据。血清丙氨酸氨基转移酶(ALT)于黄疸前期早期开始升高,血清胆红素在黄疸前期末开始升高。血清 ALT 高峰在血清胆红素高峰之前,一般在黄疸消退后一至数周恢复正常。急性黄疸型血浆球蛋白常轻度升高,但随病情恢复而逐渐恢复。急性无黄疸型和亚临床型病例的肝功能改变以单项 ALT 轻、中度升高为特点。急性淤胆型病例的血清胆红素显著升高而 ALT 仅轻度升高,同时伴有血清碱性磷酸酶及谷氨酰胺转移酶明显升高。

(2)特异性血清学检查:特异性血清学检查是确诊甲型病毒性肝炎的主要指标。血清 IgM 型甲型肝炎病毒抗体(抗-HAV-IgM)于发病数天即可检出,在黄疸期达到高峰,一般持续 2~4 个月,以后逐渐下降乃至消失。目前临床上主要用酶联免疫吸附法(ELISA)检查血清抗-HAV-IgM,以作为早期诊断甲型病毒性肝炎的特异性指标。血清抗-HAV-IgM 出现于病程恢复期,较持久,甚至终生呈阳性,是获得免疫力的标志,一般用于流行病学调查。新近报道应用线性多抗原肽包被进行 ELISA 检测 HAV 感染,其敏感性和特异性分别高于 90%和 95%。

(三)鉴别要点

该病需与药物性肝炎、传染性单核细胞增多症、钩端螺旋体病、急性结石性胆管炎、原发性胆汁性肝硬化、妊娠期肝内胆汁淤积症、胆总管梗阻、妊娠急性脂肪肝等鉴别。其他病如血吸虫病、肝吸虫病、肝结核、脂肪肝、肝淤血及原发性肝癌均可有肝大或 ALT 升高,鉴别诊断时应加以考虑。鉴别该病与乙型、丙型、丁型及戊型病毒性肝炎急性期除参考流行病学特点及输血史等资料外,主要依据血清抗-HAV-IgM 的检测。

(四)规范化治疗

急性期患者应卧床休息,吃清淡而营养丰富的餐食,摄入充足的 B 族维生素及维生素 C。对进食过少者及呕吐者,护理人员应每天静脉滴注 10%的葡萄糖注射液 1 000~1 500 mL,酌情加入能量合剂及 10%氯化钾。热重者可服用茵陈蒿汤、栀子柏皮汤加减,湿重者可服用茵陈胃苓汤加减,湿热并重者宜用茵陈蒿汤和胃苓汤合方加减,肝气郁结者可用逍遥散,脾虚湿困者可用平胃散。

二、乙型病毒性肝炎

慢性乙型病毒性肝炎是由乙型肝炎病毒(HBV)感染致肝脏发生炎症及肝细胞坏死,持续6个月以上而病毒仍未被清除的疾病。我国是慢性乙型病毒性肝炎的高发区,人群中约有9.09%为 HBV 携带者。该病呈慢性进行性发展,间有反复急性发作,可演变为肝硬化、肝癌或肝功能衰竭等,严重危害人民健康,故对该病的早发现、早诊断、早治疗很重要。

(一)病因

1.传染源

传染源主要是有 HBV DNA 复制的急、慢性患者和无症状慢性 HBV 携带者。

2.传播途径

该病主要通过血清及日常密切接触而传播。血液传播途径除输血及血制品外,可通过注射、刺伤、共用牙刷、剃刀及外科器械等方式传播,经微量血液也可传播。因患者的唾液、精液、初乳、汗液、血性分泌物均可检出HBsAg(乙型肝炎表面抗原),故密切的生活接触可能是重要传播途径。所谓密切的生活接触可能是由微小创伤所致的一种特殊经血传播形式,而非消化道或呼吸道传播。另一种重要的传播方式是母婴传播(垂直传播)。HBsAg/HBeAg(HBeAg为乙型肝炎e抗原)阳性母亲所生的婴儿,HBV感染率高达95%,大部分在分娩过程中感染,10%～20%可能为宫内感染。因此,医源性或非医源性经血液传播,是该病的传播途径。

3.易感人群

感染后患者对同一HBsAg亚型HBV可获得持久免疫力,但对其他亚型免疫力不完全,偶可再感染其他亚型,故极少数患者血清抗-HBs(某一亚型感染后)和HBsAg(另一亚型再感染)可同时呈阳性。

(二)诊断要点

急性肝炎病程超过半年,或原有乙型病毒性肝炎或HBsAg携带史,又因同一病原再次出现肝炎症状、体征及肝功能异常者可以诊断为慢性乙型病毒性肝炎。发病日期不明或虽无肝炎病史,但肝组织病理学检查符合慢性乙型病毒性肝炎,或根据症状、体征、化验结果及B超检查结果综合分析,亦可做出相应诊断。

1.分型

据HBeAg可分为2型。

(1)HBeAg阳性慢性乙型病毒性肝炎:血清HBsAg、HBV DNA和HBeAg呈阳性,抗-HBe呈阴性,血清ALT持续或反复升高,或肝组织学检查有肝炎病变。

(2)HBeAg阴性慢性乙型病毒性肝炎:血清HBsAg和HBV DNA呈阳性,HBeAg持续阴性,抗-HBe呈阳性或阴性,血清ALT持续或反复异常,或肝组织学检查有肝炎病变。

2.分度

根据生化试验及其他临床和辅助检查结果,可进一步分3度。

(1)轻度:临床症状、体征轻微或缺如,肝功能指标仅1或2项轻度异常。

(2)中度:症状、体征的严重程度和实验室检查结果居于轻度和重度之间。

(3)重度:有明显或持续的肝炎症状,如乏力、食欲缺乏、尿黄、便溏,伴有肝病面容、肝掌、蜘蛛痣、脾大,并排除其他原因,且无门静脉高压症。实验室检查血清 ALT 和/或 AST(谷草转氨酶)反复或持续升高,清蛋白降低或 A/G 比值异常,球蛋白明显升高。除前述条件外,凡清蛋白不超过 32 g/L,胆红素大于 5 倍正常值上限,凝血酶原活动度为 40%～60%,胆碱酯酶低于 2 500 U/L,4 项检测中有 1 项达上述程度者即可诊断为重度慢性肝炎。

3.B 超检查结果可供慢性乙型病毒性肝炎诊断参考

(1)轻度:B 超检查肝脾无明显异常改变。

(2)中度:B 超检查可见肝内回声增粗,肝脏和/或脾脏轻度肿大,肝内管道(主要指肝静脉)走行多清晰,门静脉和脾静脉内径无增宽。

(3)重度:B 超检查可见肝内回声明显增粗,分布不均匀;肝表面欠光滑,边缘变钝;肝内管道走行欠清晰或轻度狭窄、扭曲;门静脉和脾静脉内径增宽;脾大;胆囊有时可见"双层征"。

4.组织病理学诊断

组织病理学诊断包括病因(根据血清或肝组织的肝炎病毒学检测结果确定病因)、病变程度及分级分期结果。

(三)鉴别要点

应鉴别该病与慢性丙型病毒性肝炎、嗜肝病毒感染所致肝损害、乙醇性及非乙醇性肝炎、药物性肝炎、自身免疫性肝炎、肝硬化、肝癌。

(四)规范化治疗

1.治疗的总体目标

治疗的总体目标是最大限度地长期抑制或消除乙型肝炎病毒,减轻肝细胞坏死及肝纤维化,延缓和阻止疾病进展,减少和防止肝脏失代偿、肝硬化、肝癌及其并发症的发生,从而改善生活质量和延长存活时间。治疗主要包括抗病毒、免疫调节、抗炎保肝、抗纤维化和对症治疗,其中抗病毒治疗是关键,只要有适应证,且条件允许,就应进行规范的抗病毒治疗。

2.抗病毒治疗的一般适应证

适应证包括以下几方面:①HBV DNA$\geq 2\times 10^4$ U/mL(HBeAg 阴性者的该项指标不低于 2×10^3 U/mL)。②ALT$\geq 2\times$ULN;如用干扰素治疗,ALT 应不高于 $10\times$ULN,血总胆红素水平应低于 $2\times$ULN。③如 ALT$<2\times$ULN,但肝组织学显示 Knodell HAI 评分系统分级≥ 4,或 Knodell HAI 评分系统分级$\geq G_2$。

具有①并有②或③的患者应进行抗病毒治疗;对达不到上述治疗标准者,应监测病情变化,如 HBV DNA 持续呈阳性,且 ALT 异常,也应考虑抗病毒治疗。

ULN 为正常参考值上限。

3.对 HBeAg 阳性慢性乙型肝炎患者的治疗

对于 HBV DNA 定量不低于 2×10^4 U/mL,ALT 水平不低于 $2\times$ULN 者,或 ALT<$2\times$ULN,但肝组织学显示 Knodell HAI 评分系统分级≥4,或 Knodell HAI 评分系统分级≥G_2 者,应进行抗病毒治疗。可根据具体情况和患者的意愿,选用 IFN-α 或核苷(酸)类似物治疗。对于 HBV DNA 呈阳性但低于 2×10^4 U/mL 者,经监测病情 3 个月,HBV DNA 仍未转阴,且 ALT 异常,则应进行抗病毒治疗。

(1)IFN-α:5 mU(可根据患者的耐受情况适当调整剂量),每周 3 次或隔天 1 次,皮下或肌内注射,一般疗程为 6 个月。如有应答,为提高疗效可延长疗程至 1 年或更长。应注意剂量及疗程的个体化。如治疗 6 个月无应答,可改用其他抗病毒药物。

(2)聚乙二醇干扰素 α-2a:每次 180 μg,每周 1 次,皮下注射,疗程为 1 年。应根据患者的耐受性等因素决定剂量。

(3)拉米夫定:每次 100 mg,每天 1 次,口服。治疗 1 年时,如果 HBV DNA 不能被检测到(PCR 法)或低于检测下限,ALT 恢复正常,HBeAg 转阴但未出现抗-HBe,建议继续用药直至 HBeAg 血清学转归,经监测 2 次(每次至少间隔 6 个月)仍保持不变,可以停药,但停药后需密切监测肝脏生化指标和病毒学指标。

(4)阿德福韦酯:每次 10 mg,每天 1 次,口服。疗程可参照拉米夫定。

(5)恩替卡韦:每次 0.5 mg(对拉米夫定耐药患者每次服 1 mg),每天 1 次,口服。疗程可参照拉米夫定。

4.对 HBeAg 阴性慢性乙型肝炎患者的治疗

HBV DNA 定量不低于 2×10^3 U/mL,ALT 水平不低于 $2\times$ULN 者,或 ALT<$2\times$ULN,但肝组织学检查显示 Knodell HAI 评分系统分级≥4,或 Knodell HAI 评分系统分级≥G_2 者,应进行抗病毒治疗。难以确定治疗终点,因此,应治疗至检测不出 HBV DNA(PCR 法),ALT 恢复正常。此类患者复发率高,疗程宜长,至少为 1 年。

因需要较长期治疗,最好选用 IFN-α(ALT 水平应低于 $10\times$ULN)或阿德福韦酯、恩替卡韦等耐药发生率低的核苷(酸)类似物治疗。对达不到上述推荐治疗标准者,则应监测病情变化,如 HBV DNA 持续呈阳性,且 ALT 异常,也应考虑抗病毒治疗。

(1)普通 IFN-α:每次 5 mU,每周 3 次或隔天 1 次,皮下或肌内注射,疗程至少1年。

(2)聚乙二醇干扰素α-2a：每次180 μg，每周1次，皮下注射，疗程至少1年。

(3)阿德福韦酯：每次10 mg，每天1次，口服，疗程至少1年。如果监测3次（每次至少间隔6个月），HBV DNA不能被检测到（PCR法）或低于检测下限，ALT正常，可以停药。

(4)拉米夫定：每次100 mg，每天1次，口服，疗程至少1年。治疗终点与阿德福韦酯相同。

(5)恩替卡韦：每次0.5 mg（对拉米夫定耐药患者1 mg），每天1次，口服。疗程可参照阿德福韦酯。

5.对接受化疗和免疫抑制剂治疗的患者的处理

对于因其他疾病而接受化疗、免疫抑制剂（特别是肾上腺糖皮质激素）治疗的HBsAg呈阳性者，即使HBV DNA呈阴性和ALT正常，也应在治疗前1周开始服用拉米夫定，每天100 mg，化疗和免疫抑制剂治疗停止后，应根据患者的病情决定拉米夫定的停药时间。对拉米夫定耐药者可改用其他已批准的能治疗耐药变异的核苷（酸）类似物。停用核苷（酸）类似物后可出现复发，甚至病情恶化，应十分注意。

6.对其他特殊情况的处理

(1)经过规范的IFN-α治疗无应答的患者，再次应用IFN-α治疗的疗效很低，可试用聚乙二醇干扰素α-2a或核苷（酸）类似物治疗。

(2)强化治疗指在治疗初始阶段每天应用IFN-α，连续2～3周改为隔天1次或每周3次的治疗。目前对此疗法意见不一，因此不予推荐。

(3)应用拉米夫定治疗期间可发生耐药突变，出现"反弹"，建议加用其他已批准的能治疗耐药变异的核苷（酸）类似物，并重叠用药1～3个月或在HBV DNA检测呈阴性后撤换拉米夫定，也可使用IFN-α（建议重叠用药1～3个月）。

(4)停用核苷（酸）类似物后复发，如停药前无拉米夫定耐药，可再用拉米夫定治疗，或其他核苷（酸）类似物治疗。如无禁忌证，亦可用IFN-α治疗。

7.儿童患者间隔

对于12岁以上慢性乙型病毒性肝炎患儿，其普通IFN-α治疗的适应证、疗效及安全性与成人相似，剂量为3～6 μU/m²，最大剂量不超过10 μU/m²。在患者知情同意的基础上，也可按成人的剂量和疗程用拉米夫定治疗。

三、丙型病毒性肝炎

慢性丙型病毒性肝炎是一种主要经血液传播的疾病，是由丙型肝炎病毒

(HCV)感染导致的慢性传染病。慢性 HCV 感染可导致肝脏慢性炎症坏死,部分患者可发展为肝硬化甚至肝细胞癌(HCC),严重危害人民健康,已成为严重的社会和公共卫生问题。

(一)病因

1.传染源

传染源主要为急、慢性患者和慢性 HCV 携带者。

2.传播途径

传播途径与乙型病毒性肝炎相同,主要有以下 3 种。

(1)通过输血或血制品传播:输血或血制品传播是该病最主要的传播途径。经初步调查,输血后非甲非乙型肝炎患者血清丙型肝炎抗体(抗-HCV)阳性率高达 80% 以上,已成为大多数(80%~90%)输血后肝炎的原因。但供血员血清抗-HCV 阳性率较低,故目前公认反复输入多个供血员的血液或血制品者更易发生丙型病毒性肝炎。国内曾因单采血浆回输血细胞时污染,造成丙型病毒性肝炎暴发流行,经 2 年以上随访,血清抗-HCV 阳性率达到 100%。

(2)通过非输血途径传播:丙型肝炎亦多见于非输血人群,主要通过反复注射、针刺、含 HCV 血液反复污染皮肤黏膜隐性伤口及性接触等其他密切接触方式而传播。这是世界各国广泛存在的散发性丙型肝炎的传播途径。

(3)母婴传播:要准确评估 HCV 垂直传播很困难,因为在新生儿中所检测到的抗-HCV 实际可能来源于母体(被动传递)。检测 HCV RNA 提示 HCV 有可能由母体传播给新生儿。

3.易感人群

对 HCV 无免疫力者普遍易感。在西方国家,除反复输血者外,静脉药瘾者、同性恋等混乱性接触者及血液透析患者丙型病毒性肝炎的发病率较高。该病可发生于任何年龄,一般儿童和青少年的 HCV 感染率较低。男性 HCV 的感染率大于女性。HCV 感染恢复后血清抗体水平低,免疫保护能力弱,有再次感染 HCV 的可能性。

(二)诊断要点

1.诊断依据

HCV 感染超过 6 个月,或发病日期不明、无肝炎史,但肝脏组织病理学检查结果符合慢性肝炎,或根据症状、体征、实验室及影像学检查结果综合分析,做出诊断。

2.病变程度判定

慢性肝炎按炎症活动度(G)可分为轻、中、重 3 度,并应标明分期(S)。

(1)轻度慢性肝炎(包括原慢性迁延性肝炎及轻型慢性活动性肝炎):$G_{1\sim2}$,$S_{0\sim2}$。①肝细胞变性,有点、灶状坏死或凋亡小体。②汇管区有(无)炎症细胞浸润、扩大,有或无局限性碎屑坏死(界面肝炎)。③小叶结构完整。

(2)中度慢性肝炎(相当于原中型慢性活动性肝炎):G_3,$S_{1\sim3}$。①汇管区炎症明显,伴中度碎屑坏死。②小叶内炎症严重,融合坏死或伴少数桥接坏死。③纤维间隔形成,小叶结构大部分保存。

(3)重度慢性肝炎(相当于原重型慢性活动性肝炎):G_4,$S_{2\sim4}$。①汇管区炎症严重或伴重度碎屑坏死。②桥接坏死累及多数小叶。③大量纤维间隔,小叶结构紊乱,或形成早期肝硬化。

3.组织病理学诊断

该诊断包括病因(根据血清或肝组织的肝炎病毒学检测结果确定病因)、病变程度及分级分期结果。

(三)鉴别要点

应区别该病与慢性乙型病毒性肝炎、药物性肝炎、乙醇性肝炎、非乙醇性肝炎、自身免疫性肝炎、病毒感染所致肝损害、肝硬化、肝癌。

(四)规范化治疗

1.抗病毒治疗的目的

抗病毒治疗的目的是清除或持续抑制体内的 HCV,以改善或减轻肝损害,阻止进展为肝硬化、肝衰竭或 HCC,并提高患者的生活质量。治疗前应进行 HCV RNA 基因分型(1 型和非 1 型)和血中 HCV RNA 定量,以决定抗病毒治疗的疗程和利巴韦林的剂量。

2.对 HCV RNA 基因为 1 型或/和 HCV RNA 定量不低于 4×10^5 U/mL 者的治疗

可选用下列方案之一。

(1)聚乙二醇干扰素 α 联合利巴韦林治疗方案:聚乙二醇干扰素 α-2a,每次 180 μg,每周 1 次,皮下注射,联合口服利巴韦林 1 000 mg/d,至 12 周时检测 HCV RNA。①如 HCV RNA 下降幅度少于 2 个对数级,则考虑停药。②如 HCV RNA 定性检测为转阴或低于定量法的最低检测限,继续治疗至 48 周。③如 HCV RNA 未转阴,但下降超过 2 个对数级,则继续治疗到 24 周。如 24 周时 HCV RNA 转阴,可继续治疗到 48 周;如果 24 周时仍未转阴,则停药观察。

(2)IFN-α 联合利巴韦林治疗方案:IFN-α 每次 3~5 mU,隔天 1 次,肌内或皮下注射,联合口服利巴韦林 1 000 mg/d,建议治疗 48 周。

(3)对不能耐受利巴韦林不良反应者的治疗方案:可单用 IFN-α、复合 IFN 或聚乙二醇干扰素,方法同上。

3.对 HCV RNA 基因为非 1 型或/和 HCV RNA 定量 $<4\times10^5$ U/mL 者的治疗

可采用以下治疗方案之一。

(1)聚乙二醇干扰素 α 联合利巴韦林治疗方案:聚乙二醇干扰素 α-2a,每次 180 μg,每周 1 次,皮下注射,联合应用利巴韦林 800 mg/d,治疗 24 周。

(2)IFN-α 联合利巴韦林治疗方案:IFN-α,每次 3 mU,每周 3 次,肌内或皮下注射,联合应用利巴韦林 800~1 000 mg/d,治疗 24~48 周。

(3)不能耐受利巴韦林不良反应者的治疗方案:可单用 IFN-α 或聚乙二醇干扰素 α。

四、丁型病毒性肝炎

丁型病毒性肝炎是由丁型肝炎病毒(HDV)与 HBV 共同感染引起的以肝细胞损害为主的传染病,呈世界性分布,易使肝炎慢性化和重型化。

(一)病因

HDV 感染呈全球性分布。意大利是 HDV 感染的发现地。HDV 感染在地方性高发区的持久流行是由 HDV 在 HBsAg 携带者之间不断传播所致。发展中国家 HBsAg 携带者较多,有引起 HDV 感染传播的基础。我国各地 HBsAg 阳性者中 HDV 感染率为 0~32%,北方的 HDV 感染率偏低,南方的 HDV 感染率较高。慢性活动性乙型病毒性肝炎和重型肝炎患者 HDV 感染率明显高于无症状慢性 HBsAg 携带者。

1.传染源

传染源主要是急、慢性丁型病毒性肝炎患者和 HDV 携带者。

2.传播途径

输血或血制品传播是传播 HDV 的重要途径。其他包括经注射和针刺传播、日常生活密切接触传播及围生期传播等。我国 HDV 的传播方式以生活密切接触为主。

3.易感人群

HDV感染分两种类型：①HDV/HBV同时感染,感染对象是正常人群或未被HBV感染的人群。②HDV/HBV重叠感染,感染对象是已受HBV感染的人群,包括无症状慢性HBsAg携带者和乙型病毒性肝炎患者,他们体内含有HBV及HBsAg,一旦感染HDV,极有利于HDV的复制,所以这一类人群对HDV的易感性更强。

(二)诊断要点

我国是HBV感染高发区,也应随时警惕HDV感染。HDV与HBV同时感染所致急性丁型病毒性肝炎,仅凭临床资料不能确定病因。凡无症状慢性HBsAg携带者突然出现急性肝炎样症状、重型肝炎样表现或迅速向慢性肝炎发展,慢性乙型病毒性肝炎病情突然恶化而陷入肝衰竭,均应想到HDV重叠感染,及时进行特异性检查,以明确病因。

1.临床表现

HDV感染一般只与HBV感染同时发生或继发于HBV感染,故其临床表现部分取决于HBV感染状态。

(1)HDV与HBV同时感染(急性丁型病毒性肝炎):潜伏期为6~12周,其临床表现与急性自限性乙型病毒性肝炎类似,多数为急性黄疸型肝炎。在病程中可先后发生两次肝功能损害,即血清胆红素和转氨酶出现两个高峰。整个病程较短,HDV感染常随HBV感染终止而终止,预后良好,很少向重型肝炎、慢性肝炎或无症状慢性HDV携带者发展。

(2)HDV与HBV重叠感染:潜伏期为3~4周。其临床表现轻重悬殊,复杂多样。①急性肝炎样丁型病毒性肝炎:在无症状慢性HBsAg携带者基础上重叠感染HDV后,最常见的临床表现形式是急性肝炎样发作,有时病情较重,血清转氨酶持续升高达数月之久,或血清胆红素及转氨酶升高呈双峰曲线。在HDV感染期间,血清HBsAg水平常下降,甚至转阴,有时可使HBsAg携带状态结束。②慢性丁型病毒性肝炎:无症状慢性HBsAg携带者重叠感染HDV后,更容易发展成慢性肝炎。慢性化后发展为肝硬化的进程较快。早期认为丁型病毒性肝炎不易转化为肝癌,近年来在病理诊断为原发性肝癌的患者中,HDV标志呈阳性者可达11%~22%,故丁型病毒性肝炎与原发性肝癌的关系不容忽视。

(3)重型丁型病毒性肝炎:在无症状慢性HBsAg携带者基础上重叠感染HDV时,颇易发展成急性或亚急性重型肝炎。在"暴发性肝炎"中,HDV感染标志的阳性率高达21%~60%,医师认为HDV感染是促成大块肝坏死的一个重要因素。按国内诊断标准,这些"暴发性肝炎"应包括急性和亚急性重型肝炎。HDV 重叠感染易使原有慢性乙型病毒性肝炎病情加重。如有些慢性乙型病毒性肝炎患者,病情本来相对稳定或进展缓慢,血清 HDV 标志转阳,临床状况可突然恶化,继而发生肝衰竭,甚至死亡,颇似慢性重型肝炎,这种情况在国内相当多见。

2.实验室检查

近年丁型病毒性肝炎的特异诊断方法日臻完善,从受检者血清中检测到 HDAg(丁型病毒性肝炎抗原)或 HDV RNA,或从血清中检测抗-HDV,均为确诊依据。

(三)鉴别要点

应注意鉴别该病与慢性重型乙型病毒性肝炎。

(四)规范化治疗

治疗丁型病毒性肝炎以护肝、对症治疗为主。近年研究表明,IFN-α 可能抑制 HDV RNA 复制,治疗可使部分病例的血清 HDV RNA 转阴,所用剂量宜大,疗程宜长。目前 IFN-α 是唯一可供选择的治疗慢性丁型病毒性肝炎的药物,但其疗效有限。IFN-α 每次 9×10^6 U,每周 3 次,或者每天 5×10^6 U,疗程为 1 年,能使 40%～70% 的患者血清中的 HDV RNA 消失,但是抑制 HDV 复制的作用很短暂,停止治疗后 60%～97% 的患者复发。

五、戊型病毒性肝炎

戊型病毒性肝炎原称肠道传播的非甲非乙型肝炎或流行性非甲非乙型肝炎,其流行病学特点及临床表现颇像甲型病毒性肝炎,但两者的病因完全不同。

(一)病因

戊型病毒性肝炎流行最早发现于印度,开始疑为甲型病毒性肝炎,但回顾性血清学分析,证明其既非甲型病毒性肝炎,也非乙型病毒性肝炎。该病流行地域广泛,在发展中国家以流行为主,在发达国家以散发为主。其流行特点与甲型病毒性肝炎相似,传染源是戊型病毒性肝炎患者和阴性感染者,经粪-口途径传播。潜伏期末和急性期初传染性最强。流行规律大体分两种:一种为长期流行,常持续数月,可长达 20 个月,多由水源不断污染所致;另一种为短期流行,约 1 周即止,多为水源一次性污染引起。与甲型病毒性肝炎相比,该病的发病年龄偏大,16～35 岁者占 75%,平均发病年龄为 27 岁。孕妇易感性较高。

(二)诊断要点

流行病学资料、临床特点和常规实验室检查仅作为临床诊断参考,特异血清病原学检查是确诊依据,同时排除 HAV、HBV、HCV 感染。

1.临床表现

该病的潜伏期为 15～75 天,平均约 6 周。绝大多数为急性病例,包括急性黄疸型和急性无黄疸型肝炎,两者比例约为 1：13。临床表现与甲型病毒性肝炎的相似,但其黄疸前期较长,症状较重。除淤胆型病例外,黄疸常于一周内消退。该病的胆汁淤积症状(如灰浅色大便、全身瘙痒)较甲型病毒性肝炎重,大约 20% 的急性戊型病毒性肝炎患者会发展成淤胆型肝炎。部分患者有关节疼痛。

2.实验室检查

用该病患者急性期血清 IgM 型抗体建立 ELISA 法,可用于检测拟诊患者粪便内的 HEAg,此抗原在黄疸出现第 14～18 天的粪便中较易检出,但阳性率不高。用荧光素标记该病患者恢复期血清 IgG,以实验动物 HEAg 阳性肝组织作抗原片,进行荧光抗体阻断实验,可用于检测血清戊型病毒性肝炎抗体(抗-HEV),阳性率为 50%～100%。但该法不适用于临床常规检查。

用重组抗原或合成肽原建立 ELISA 检测血清抗-HEV,已在国内普遍开展,敏感性和特异性均较好。用该法检测血清抗-HEV-IgM 对诊断现症戊型病毒性肝炎更有价值。

(三)鉴别要点

应注意鉴别该病与 HAV、HBV、HCV。

(四)规范化治疗

急性期患者应卧床休息,摄入清淡而营养丰富的饮食、充足的 B 族维生素及维生素 C。

HEV ORF2 结构蛋白可用于研制有效疫苗,并能对 HEV 株提供交叉保护。HEV ORF2 蛋白具有较好的免疫原性,用其免疫猕猴能避免动物发生戊型病毒性肝炎和 HEV 感染。该疫苗正在研制,安全性和有效性正在评估。

六、护理措施

(1)护理人员应将甲、戊型病毒性肝炎患者进行消化道隔离;将急性乙型病毒性肝炎患者进行血液(体液)隔离,至 HBsAg 转阴;对慢性乙型和丙型病毒性肝炎患者应分别按病毒携带者管理。

(2)护理人员应向患者及家属说明休息是治疗肝炎的重要措施。重型肝炎、急性肝炎、慢性活动期患者应卧床休息;慢性肝炎患者病情好转后,可进行体力活动,以不感疲劳为度。

(3)急性期患者宜进食清淡、易消化的饮食,蛋白质以营养价值高的动物蛋白为主,$1.0\sim1.5$ g/(kg·d);慢性肝炎患者宜进食高蛋白、高热量、高维生素、易消化的饮食,蛋白质为 $1.5\sim2.0$ g/(kg·d);重症肝炎患者宜进食低脂、低盐、易消化的饮食,有肝性脑病先兆者应限制蛋白质摄入,蛋白质摄入<0.5 g/(kg·d);合并腹水、少尿者,钠摄入限制在 0.5 g/d。

(4)各型肝炎患者均应戒烟和禁止饮酒。

(5)皮肤瘙痒者及时修剪指甲,避免搔抓,防止皮肤破损。

(6)护理人员应向患者解释注射干扰素后可出现发热、头痛、全身酸痛等流感样综合征,体温常随药物剂量增大而升高,不良反应随治疗次数增加而逐渐减轻;发热时多饮水、休息,必要时按医嘱对症处理。

(7)护理人员应密切观察患者有无皮肤瘀点和瘀斑、牙龈出血、便血等出血倾向;观察患者有无性格改变、计算力减退、嗜睡、烦躁等肝性脑病的早期表现;如有异常,及时报告医师。

(8)护理人员应让患者家属了解肝病患者易生气、易急躁的特点,对患者要多加宽容理解。护理人员多与患者热情、友好地交谈,缓解患者焦虑、悲观、抑郁等情绪;向患者说明保持豁达、乐观的心情对于治疗肝脏疾病的重要性。

七、应急措施

(一)消化道出血

(1)护理人员应立即为患者取平卧位,把患者的头偏向一侧,保持其呼吸道通畅,防止窒息。

(2)护理人员应通知医师,建立静脉液路。

(3)护理人员应为患者合血、吸氧,备好急救药品及器械,准确记录出血量。

(4)护理人员应监测生命体征的变化,观察患者有无四肢湿冷、面色苍白等休克体征,如有异常,及时报告医师并配合抢救。

(二)肝性脑病

(1)患者如有烦躁,护理人员应做好保护性措施,必要时给予约束,防止患者自伤或伤及他人。

(2)护理人员应为昏迷者取平卧位,把昏迷者的头偏向一侧,保持呼吸道通畅。

（3）护理人员应给患者吸氧，密切观察其神志和生命体征的变化，为其定时翻身。

（4）护理人员应遵医嘱给予准确、及时的治疗。

八、健康教育

（1）护理人员应宣传各类型病毒性肝炎的发病及传播知识，使患者重视预防接种的重要性。

（2）对于急性肝炎患者护理人员应强调彻底治疗的重要性及早期隔离的必要性。

（3）慢性患者、病毒携带者及家属应采取适当的家庭隔离措施，家中密切接触者应尽早进行预防接种。

（4）应用抗病毒药物者必须在医师的指导、监督下用药，不得擅自加量或停药，并定期检查肝功能和血常规。

（5）慢性肝炎患者出院后避免过度劳累、酗酒、不合理用药等，避免反复发作，并定期监测肝功能。

（6）对于HBV携带者禁止献血和从事餐饮、维修水管、托幼等工作。

第五章 胃肠外科护理

第一节 胃 癌

胃癌是消化道最常见的恶性肿瘤,占我国消化道肿瘤的第一位。发病年龄以40~60岁为多见,40岁以下发病者占15%~20%。我国男性胃癌患者多于女性胃癌患者,约为3∶1。早期胃癌因症状不明显,故易被忽视,若有胃不适症状而经诊断为胃癌,往往为进展期胃癌。胃癌多见于胃窦、胃小弯、贲门。胃癌分为早期胃癌和进展期胃癌。①早期胃癌指所有局限于黏膜或黏膜下层的胃癌,胃镜检查直径为6~10 mm的癌灶为小胃癌,直径≤5 mm的癌灶为微小胃癌。②进展期胃癌在临床上又分为块状型、溃疡型和弥漫型3种。从组织学上看,胃癌分为腺癌、腺鳞癌、鳞状细胞癌、未分化癌和未分化类癌。其转移途径有直接蔓延、淋巴转移、血行转移及腹腔种植转移。

一、临床表现

(一)症状

早期胃癌多数无明显症状,部分患者可有上腹不适,伴嗳气、反酸、食欲缺乏等消化道症状。随着病情发展,症状日益加重,常有上腹部疼痛、食欲缺乏、呕吐、乏力、消瘦等症状。不同部位的胃癌表现不同:①贲门胃底癌可有胸骨后疼痛和进行性哽噎感;②幽门部胃癌可有呕吐宿食的表现;③肿瘤溃破血管后,可有呕血和黑便。

(二)体征

早期没有明显体征,可仅有上腹部深压不适或疼痛;晚期可扪及上腹部肿块,多呈结节状,质硬,略有压痛。发生远处转移时,可有肝大、腹水、锁骨上淋巴结肿大等。

二、护理评估

(一)术前评估

1.健康史

健康史评估包括年龄、性别、职业、饮食习惯、生活和工作环境,患者有无上腹或胸骨后疼痛、嗳气、反酸、食欲缺乏,有无呕血和黑便,有无消瘦和体重下降,有无吸烟史,家族中有无胃癌或其他肿瘤患者,既往有无慢性萎缩性胃炎、胃溃疡、胃息肉等病史。

2.身体状况

(1)局部:患者腹部有无压痛或肿块,肿块的大小、质地如何,是否活动;有无腹胀或腹水征。

(2)全身:患者有无胃癌远处转移的迹象,有无消瘦、贫血和营养不良,甚至恶病质的表现等。

(3)辅助检查:了解各项检查的结果,以判断患者各脏器功能状态和胃癌的分期等。

3.心理-社会支持状况

了解患者的心理反应,焦虑、恐惧的程度和心理承受能力;家属对患者的关心和支持程度以及家庭经济承受能力;患者和家属对该病及其治疗、发展和预后的了解和期望程度。

(二)术后评估

了解麻醉和手术方式、术中情况、术后生命体征、切口和引流情况等。了解有无并发症。

三、护理问题

(一)焦虑、恐惧或绝望

焦虑、恐惧或绝望与对疾病的发展及预后缺乏了解、对疾病的治疗效果没有信心有关。

(二)营养失调

营养失调与胃功能降低、营养摄入不足、肿瘤生长消耗大量能量、禁食、消化道对化疗的反应等因素有关。

(三)知识缺乏

患者缺乏与胃癌有关的知识。

(四)潜在并发症

潜在并发症有出血、十二指肠残端破裂、吻合口瘘、消化道梗阻、倾倒综合征等。

四、护理措施

(一)术前护理

1.改善营养状况

护理人员应根据患者的饮食和生活习惯,制定合理的食谱,以高蛋白、高热量、富含维生素、低脂肪、易消化、少渣、无刺激的食物为宜。对不能进食或营养状态差的患者,护理人员应遵医嘱予以静脉输液,补充足够的热量,必要时输血浆或全血,以改善患者的营养状况,提高其对手术的耐受性。

2.胃肠道准备

对有幽门梗阻的患者,护理人员应禁食水,术前3天起每晚用温生理盐水洗胃,以减轻胃黏膜的水肿;术前3天给患者口服肠道不吸收的抗菌药物,必要时清洁肠道。

3.心理护理

护理人员应耐心回答患者的各种问题,根据患者及家属对胃癌诊断和治疗的了解程度,进行针对性的指导,使其明确手术的必要性;鼓励患者学会自我放松的方法,积极表达感受,还要鼓励患者家属多给患者关心和支持,使患者能够积极配合治疗和护理工作,树立战胜疾病的信心。

(二)术后护理

1.病情观察

术后护理人员应严密观察患者的生命体征、意识状态、尿量、切口敷料、引流液等情况。

2.体位

患者全麻清醒前护理人员应为患者取去枕平卧位,把患者的头偏向一侧;患者麻醉清醒且生命体征平稳后应为其取低半卧位,以减少腹部切口张力,减轻疼痛,有利于呼吸和引流。

3.有效控制疼痛

护理人员应教患者自我放松的方法;遵医嘱适当应用镇痛药物。对于应用自控镇痛泵者,护理人员应掌握给药剂量,预防尿潴留、恶心、呕吐等并发症的发生。

4.维持有效胃肠减压

术后早期禁食水、给胃肠减压,以减少胃内积气、积液,有利于吻合口的愈合。

(1)护理人员应妥善固定胃管及胃肠减压装置,保持其呈持续负压状态,防止松动和脱出;告知患者及家属胃管及有效胃肠减压的重要性,勿拔掉胃管及胃肠减压装置或使其脱出,若胃管不慎脱出,应及时报告医师,不能自行插回。

(2)护理人员应观察患者胃液的颜色、性质及量。一般术后24小时内,胃管引流出少量血液或咖啡样液体100~300 mL,以后胃液逐渐转清。如果短时间内从胃管引流出大量鲜红色血液,持续不止,护理人员应及时报告医师。

5.保持腹腔引流通畅

(1)护理人员应妥善固定引流管,保持其通畅,避免其受压、扭曲和折叠。

(2)护理人员应观察并记录引流液的颜色、性状及量。若术后持续引流出大量新鲜血性液体,可能有腹腔内出血,护理人员应及时报告医师。若术后数天引流液变混浊,带有异味,同时出现腹痛,体温下降后又上升,可能有腹腔内感染。

(3)护理人员应严格无菌操作,定期更换引流袋,防止感染。

6.早期活动

早期活动可促进肠蠕动恢复,预防术后肠粘连和下肢深静脉血栓形成等并发症。除年老体弱或病情较重者,护理人员应鼓励并协助患者术后第1天坐起轻微活动,第2天于床边活动,第3天在室内活动,应根据患者的个体差异定活动量;还应鼓励患者定时深呼吸、有效咳嗽和咳痰。

7.营养支持

(1)肠外营养支持:术后禁食水,且胃肠减压期间引流出大量含有各种电解质的胃肠液,容易造成水、电解质和酸碱失衡与营养缺乏。因此,术后需及时输液补充患者所需的水、电解质和营养素,必要时输血浆清蛋白或全血,以改善患者的营养状况。护理人员应详细记录患者的24小时出入量,为合理输液提供依据。

(2)肠内营养支持:对胃癌根治术中放置空肠营养管的患者,可在术后早期经喂养管输注肠内营养液。护理人员应根据患者的个体状况,合理制订营养支持方案。护理时应注意以下几点。①喂养管的护理:妥善固定喂养管,防止其滑脱、移动、扭曲和受压;保持喂养管通畅,每次输注营养液前后用生理盐水或温开水 20～30 mL 冲管，在输注营养液的过程中每 4 小时冲管 1 次，以防止营养液沉积而堵塞导管；②控制输入营养液的温度、浓度和速度；③观察患者有无恶心、呕吐、腹痛、腹胀、腹泻、水和电解质紊乱等并发症。

(3)饮食护理：患者肠蠕动恢复后护理人员应拔除胃管，让患者逐渐恢复饮食；嘱其少食牛奶、豆类等产气食物，忌生、冷、硬的食物和刺激性食物，应少食多餐，开始时每天 5～6 餐，以后逐渐减少每天餐次并增加每餐的量，逐步恢复至正常饮食。全胃切除术后，肠管代胃容量较小，患者开始全流质饮食时宜少量、清淡。患者每次饮食后护理人员需观察患者有无腹部不适。

8.并发症的观察和护理

(1)术后胃出血：术后短期内从胃管不断引流出大量新鲜血液，24 小时后仍未停止，甚至出现呕血和黑便，提示术后出血。术后 24 小时内的出血多因术中止血效果不确切，术后 4～6 天发生的出血，常为吻合口黏膜坏死脱落所致，术后 10～20 天发生的出血与吻合口缝线处感染或黏膜下脓肿腐蚀血管有关。非手术治疗方法包括禁食水、应用止血药物、补液、输新鲜血等，或用冰生理盐水洗胃。如果经非手术治疗不能有效止血或出血量>500 mL/h，应行手术止血。

(2)胃肠吻合口破裂或吻合口瘘：是胃大部切除术后的早期严重并发症之一，与缝合不当、吻合口张力过大、组织供血不足有关。这两种并发症多发生在术后 1 周内，临床表现为高热、脉速等全身中毒症状，腹膜炎以及从腹腔引流管引出含肠内容物的混浊液体；如较晚发生，多形成局部脓肿或外瘘。出现弥漫性腹膜炎者需立即手术，要做好急诊手术准备。对形成局部脓肿或外瘘而无弥漫性腹膜炎的患者处理包括：①禁食水，胃肠减压；②进行局部引流，注意及时清洁瘘口周围皮肤并保持干燥，局部涂氧化锌软膏、皮肤保护粉或皮肤保护膜加以保护，以免皮肤破损，继发感染；③合理应用抗生素；④给予肠外营养支持，纠正水、电解质紊乱和维持酸碱平衡；⑤经上述处理，多数患者的吻合口瘘可在 4～6 周自愈，若经久不愈，需再次手术。

(3)胃排空障碍。发病原因：①含胆汁的十二指肠液进入胃，干扰残胃功能；②输出段空肠麻痹而致功能紊乱；③变态反应。胃排空障碍多发生在术后 4～10 天，表现为进食后突然出现上腹胀满、钝痛，继而呕吐含胆汁的胃内容物。处理方法如下：①禁食水，胃肠减压；②肠外营养支持，纠正低蛋白，维持水、电解质和酸碱平衡；③应用促进胃动力药物，也可用 3% 温盐水洗胃。

(4)术后梗阻：根据梗阻部位分为输入襻梗阻、输出襻梗阻和吻合口梗阻，前两者常见于毕Ⅱ式胃大部切除术后。

输入襻梗阻：可分为急性、慢性两类。①急性完全性输入襻梗阻的常见原因为输出襻系膜悬吊过紧，压迫输入襻，或输入襻过长，穿入输出襻与横结肠系膜的间隙孔，形成内疝，易发生肠绞窄。临床表现为突发上腹部剧痛、频繁呕吐，呕吐量少，呕吐物不含胆汁，呕吐后症状不缓解，且上腹有压痛性肿块。病情进展快，不久即出现烦躁、脉速、血压下降等休克症状。一旦发生休克症状应紧急手术治疗。②慢性不完全性输入襻梗阻的常见原因为输入襻过长、扭曲，或输入襻过短，在吻合口处形成锐角，使输入襻内胆汁、胰液和十二指肠液排空不畅而滞留。因消化液滞留在输入襻内，进食后消化液分泌明显增加，输入襻内压力升高，刺激肠管发生强烈的收缩，引起喷射状呕吐，也称输入襻综合征。表现为进食后出现上腹胀痛或绞痛，随即喷射状呕吐，吐出大量含胆汁液体，呕吐后症状缓解。处理措施包括禁食水、胃肠减压、营养支持等，若症状在数周或数月内不能缓解，应手术治疗。

输出襻梗阻：常由胃肠吻合口下方输出襻粘连、大网膜水肿、炎性肿块压迫等所致。临床表现为上腹饱胀，呕吐食物和胆汁。如果保守治疗无效，应手术解除梗阻。

吻合口梗阻：常由吻合口过小或吻合口的胃肠壁内翻过多所致，也可为术后吻合口炎症、水肿所致的暂时性梗阻。临床表现为进食后上腹饱胀和溢出性呕吐，呕吐物为食物，含或不含胆汁，X线钡餐检查显示对比剂完全停留在胃内。若经非手术治疗仍无改善，应行手术解除梗阻。

(5) 倾倒综合征：胃大部切除术后，对胃排空的控制不良，导致胃排空过快而产生的一系列综合征。根据进食后症状出现的时间可分为早期和晚期两种。

早期倾倒综合征：多发生于餐后半小时内，与胃排空过快有关。胃容积减少，幽门缺失，食物和液体快速进入十二指肠或空肠，导致胃肠功能和血管舒张功能紊乱。临床上该综合征以胃肠道症状和循环系统症状为主要表现。胃肠道症状为上腹饱胀不适、恶心、呕吐、肠鸣音频繁，可有绞痛，继而腹泻；循环系统症状为全身无力、头晕、晕厥、面色潮红或苍白、大汗淋漓、心悸、心动过速等。护理措施包括指导患者少食多餐，以低碳水化合物、高蛋白饮食为宜，避免进食过甜、过咸、过浓的流质食物，进餐时限制饮水、喝汤，进餐后平卧20分钟。多数患者调整饮食后，症状可减轻或消失，术后半年到1年能逐渐自愈。极少数症状严重而持久的患者需手术治疗。

晚期倾倒综合征：又称低血糖综合征，主要因进食后胃排空过快，含糖食物迅速进入空肠后被快速吸收，故血糖迅速升高，高血糖促使胰岛素大量释放，继而发生反应性低血糖。表现为餐后 2~4 小时,患者出现心慌、无力、眩晕、出汗、手颤、嗜睡,甚至虚脱。出现上述症状后稍进饮食,即可缓解。减少饮食中碳水化合物的含量,增加蛋白质的比例,少食多餐,可防止该综合征发生。

五、健康指导

(一)饮食指导

术后 1 年内胃容量受限,患者宜少食多餐,用餐要定时、定量,少食腌、熏食物,忌食生、冷、硬、油炸、辛辣的食物。

(二)心理指导

护理人员应教会患者调节情绪的方法,保持乐观的心态,注意劳逸结合。

(三)定期复查

患者应定期门诊随访,检查血常规、肝功能等,术后 3 年内每 3~6 个月复查 1 次;术后 3~5 年每半年复查 1 次;5 年后每年复查 1 次。内镜检查每年 1 次。如果出现腹部不适、腹胀、腹痛、肝区肿胀、锁骨上淋巴结肿大等症状,应及时就诊。

六、护理评价

(1)患者疼痛缓解。
(2)患者情绪稳定,配合治疗护理。
(3)患者获得疾病相关知识和康复知识,能够配合各种治疗、护理措施。

第二节 胃十二指肠溃疡

胃十二指肠溃疡是指发生于胃、十二指肠的局限性圆形或椭圆形全层黏膜缺损,与胃酸分泌过多、幽门螺杆菌感染、黏膜防御机制减弱等有关。纤维胃镜、X 线钡餐检查为确诊胃十二指肠溃疡的主要方法。对无严重并发症的胃十二指肠溃疡一般采取内科治疗,外科手术治疗主要用于急性穿孔、出血、幽门梗阻、药物治疗无效的溃疡以及恶变者。

一、临床表现

(一)胃十二指肠溃疡穿孔

多数突然发生于夜间空腹或饱食后,表现为骤起上腹部刀割样剧痛,迅速扩散至全腹,疼痛难以忍受,常伴面色苍白、出冷汗、脉搏细速、血压下降等表现。全腹有明显的压痛、反跳痛、肌紧张,呈板状强直,随着感染加重,患者可出现发热、脉搏快,甚至肠麻痹、感染性休克。

(二)胃十二指肠溃疡大出血

呕血和柏油样黑便为主要症状,呕血和便血前常有心悸、目眩、无力甚至晕厥。若短期内失血量超过 400 mL,患者可出现面色苍白、口渴、脉搏快速有力、血压正常或偏高的代偿征象;若失血量超过 800 mL,可出现休克症状。

(三)胃十二指肠溃疡瘢痕性幽门梗阻

患者上腹部不适,呕吐量大,呕吐物为宿食。患者有消瘦、皮肤干燥等营养不良表现。

二、护理评估

(一)术前评估

1.健康史

(1)个人情况:患者的性别、年龄、职业、生活习惯、性格特征、心理压力、吸烟史、饮食习惯等。

(2)既往史:既往用药情况,特别是有无非类固醇抗炎药物和皮质类固醇等药物服用史。

2.身体状况

(1)有无腹痛,疼痛的规律、加重及缓解因素。

(2)有无恶心、呕吐,呕吐物的颜色、性质、量及气味。

(3)有无便血或黑便。

(4)有无腹膜刺激征,肠鸣音亢进、减弱或消失。

(5)有无循环系统代偿表现,有无休克。

(6)有无营养不良、低蛋白血症。

(7)纤维胃镜、X线钡餐、腹部 X 线、胃酸测定、血常规、诊断性腹腔穿刺、血管造影等检查有无异常。

3.心理-社会状况

(1)患者对胃十二指肠溃疡的了解程度如何。

(2)患者对手术有无顾虑、心理负担,是否担心胃十二指肠溃疡的预后。

(3)家属对患者的关心程度和经济承受能力如何。

(4)患者和家属是否知晓胃十二指肠溃疡的预防方法。

(二)术后评估

(1)评估麻醉和手术方式,术中出血、补液、输血情况。

(2)评估患者的生命体征。

(3)观察胃肠减压和腹腔引流液的颜色、性质及量。

(4)评估肠蠕动的恢复情况。

(5)患者有无出血、胃瘫、吻合口破裂或吻合口瘘、十二指肠残端破裂、肠梗阻、倾倒综合征等并发症。

三、常见护理问题

(一)急性疼痛

急性疼痛与胃十二指肠黏膜受侵蚀、手术创伤有关。

(二)体液不足

体液不足与溃疡急性穿孔后消化液大量丢失,溃疡大出血致血容量降低,大量呕吐、胃肠减压等引起水、电解质的丢失等有关。

(三)营养失调

低于机体需要量与营养摄入不足、消耗增加有关。

(四)潜在并发症

潜在并发症为出血、胃瘫、吻合口破裂或吻合口瘘、十二指肠残端破裂、肠梗阻及倾倒综合征。

四、护理措施

(一)术前护理

1.胃大部切除术

护理人员应协助做好术前检查、术前常规准备,术前1天给患者进流质饮食,术前8小时禁食、禁饮,必要时留置胃管。

2.胃十二指肠溃疡急性穿孔

(1)病情观察:护理人员应观察患者的生命体征、腹膜刺激征、肠鸣音的变化,若病情加重,应做好急诊手术准备。

(2)体位:护理人员应为伴有休克的患者取休克卧位(仰卧中凹位),即把患者的上身及下肢各抬高20°,生命体征平稳后给患者改为半卧位,减少毒素吸收,降低腹壁张力,减轻疼痛。

(3)禁食、胃肠减压:护理人员应保持引流通畅和有效负压,减少胃肠内容物继续外漏,注意观察引流液的颜色、性质及量。

(4)输液:护理人员应遵医嘱为患者静脉补液,应用抑酸药物,维持水、电解质及酸碱平衡,同时记录患者的出入量。

(5)预防和控制感染:护理人员应遵医嘱合理使用抗菌药物。

3.胃十二指肠溃疡大出血

(1)病情观察:护理人员应严密观察患者的血压、脉搏、尿量、中心静脉压、周围循环状况;观察胃管引流液和红细胞计数变化,判断有无活动性出血以及止血效果。若出血仍在继续,护理人员应及时报告医师,做好急诊手术的术前准备。

(2)体位:患者取平卧位,呕血者的头偏向一侧。

(3)禁食、留置胃管:护理人员应用生理盐水冲洗胃管,清除凝血块,直至胃液变清。可经胃管注入200 mL含8 mg去甲肾上腺素的冰生理盐水溶液,每4~6小时1次。

(4)补充血容量:护理人员应建立多条输液通路,必要时放置中心静脉导管,快速输液、输血。

(5)应用止血、抑酸药物:护理人员应遵医嘱静脉或肌内注射止血药物,静脉给予H_2受体拮抗剂、质子泵抑制剂或生长抑素等。

(6)胃镜下止血:护理人员应协助医师行胃镜下止血。

4.胃十二指肠溃疡瘢痕性幽门梗阻

(1)胃肠减压:护理人员应留置胃管,进行胃肠减压和引流。

(2)饮食指导:完全梗阻者需禁食,非完全梗阻者可进食无渣半流质。

(3)洗胃:对完全梗阻者,护理人员应在术前用温生理盐水洗胃,清除胃内宿食,减轻胃壁的水肿和炎症,这有利于术后吻合口愈合。

(4)支持治疗:护理人员应遵医嘱给患者静脉输液,补充液体、电解质、肠外营养液、血制品等,维持水、电解质及酸碱平衡,纠正营养不良、贫血及低蛋白血症。

5.心理护理

护理人员应了解患者的心理状态,鼓励患者表达感受;根据患者的个体情况向其提供信息,帮助其消除不良情绪,增强治疗信心;鼓励患者的家属给予患者关心及支持,使其能够积极配合治疗和护理。

(二)术后护理

1.病情观察

护理人员应严密监测生命体征的变化,观察患者的尿量、伤口有无渗血和渗液以及引流液的情况。

2.体位

护理人员应给患者取平卧位,待血压、脉搏平稳后改为摇高床头30°,以减轻腹部切口张力及疼痛,这利于呼吸及循环。

3.管道护理

(1)禁食、胃肠减压:术后早期患者要禁食。护理人员应持续胃肠减压,引出胃内液体、积血及气体,减轻吻合口张力。

胃肠减压的护理要点:①护理人员应妥善固定胃管并记录胃管插入长度,避免胃管脱出,一旦脱出,护理人员不能自行插回,以免造成吻合口瘘。②保持引流管通畅,维持适当的负压,防止管路受压、扭曲、折叠。③观察并记录引流液的颜色、性状及量。术后24小时内可由胃管引流出少量暗红色或咖啡样液体,一般不超过300 mL。若有较多鲜血,护理人员应及时联系医师并配合处理。④术后胃肠减压量减少,肠蠕动恢复、肛门排气后,护理人员可拔除胃管。

(2)腹腔引流管可预防血液、消化液、渗出液等在腹腔内或手术野内积聚,排出腹腔脓液和坏死组织,防止感染扩散,促使手术野无效腔缩小或闭合,保证伤口良好地愈合。

腹腔引流管的护理要点:①护理人员应妥善固定引流管和引流袋,防止患者在变换体位时压迫、扭曲引流管,或引流管被牵拉而脱出。另外,护理人员应避免或减少牵拉引流管而引起的疼痛。②护理人员应保持引流通畅,若发现引流量突然减少,患者感到腹胀,伴发热,应检查引流管腔有无堵塞或引流管是否脱落。③护理人员应注意观察引流液的颜色、量、气味及有无残渣等,准确记录24小时引流量。一般情况下,患者术后体温逐日趋于正常,腹腔引流液逐日减少、变清。若术后数天腹腔引流液仍不减,伴有黄绿色胆汁或脓性,带臭味,伴腹痛,体温再次上升,护理人员应警惕发生吻合口瘘的可能,须及时告知医师并协助医师处理。④护理人员应注意观察引流管周围皮肤有无红肿、皮肤损伤等情况。⑤引流口处疼痛常由于引流液刺激周围皮肤,或引流管压迫局部组织,引起继发感染或迁移性脓肿,局部固定点疼痛,固定点一般是病变所在处。剧烈腹痛突然减轻,护理人员应高度怀疑脓腔或脏器破裂,注意观察腹部体征。

4.补液

护理人员应遵医嘱静脉输液,必要时遵医嘱输注血制品,记录患者的24小时出入量,监测血电解质,避免发生水、电解质、酸碱平衡紊乱。

5.活动

护理人员应鼓励患者早期活动,促进肠蠕动恢复,防止术后发生肠粘连和下肢深静脉血栓。除年老体弱或病情较重者,护理人员应鼓励并协助患者术后第1天坐起轻微活动,第2天协助患者于床边活动,第3天协助患者在病房内活动。

6.营养支持

改善患者的营养状态能够促进吻合口和切口愈合。①禁食期间:护理人员遵医嘱给患者输注肠外营养液。②拔除胃管后当天:患者可饮少量水或米汤。③患者如无不适,拔管后第2天进半量流质饮食,每次50～80 mL。④拔管后第3天进全量流质饮食,每次100～150 mL。⑤患者进食后无不适,第4天可进半流质饮食。注意:食物宜温、软、易于消化,患者要少食多餐。开始时每天5～6餐,逐渐减少进餐次数并增加每次进餐量,逐步恢复正常饮食。

7.疼痛护理

护理人员每天对患者进行疼痛评分,使用数字评分法,得分≥3分时,及时通知医师给予处理,并观察处理效果、有无药物不良反应;对应用自控镇痛泵者,指导其使用方法。

(三)术后并发症的观察与护理

1.出血

出血主要包括胃或十二指肠残端出血、吻合口出血及腹腔出血。

(1)观察:术后早期易发生出血。若术后短时间内胃管或腹腔引流管内引流出大量鲜红色血液,24小时后仍未停止,护理人员应警惕胃出血。

(2)护理:护理人员应观察患者的神志、生命体征、尿量、体温的变化;观察胃管、腹腔引流管引流液的颜色、性质及量;观察血红蛋白、血细胞比容的变化。护理人员应遵医嘱应用止血药物、输血或用冰盐水洗胃;必要时协助医师通过内镜检查出血部位并止血;经非手术治疗不能有效止血或出血量>500 mL/h时,积极完善术前准备。

2.胃瘫

胃瘫是胃手术后以胃排空障碍为主的综合征,发病机制尚未明确,常发生于术后数天停止胃肠减压、进食流质,或由流质饮食改为半流质饮食后。

(1)观察:护理人员应观察患者在停止胃肠减压或进食后,有无上腹饱胀、恶心、呕吐、顽固性呃逆。

(2)护理:护理人员应严格对患者禁食、禁水,持续胃肠减压;遵医嘱补液,维持水、电解质及酸碱平衡;给予肠外营养支持,改善机体营养状态,纠正低蛋白血症;使用3%温盐水洗胃,减轻吻合口水肿;遵医嘱应用胃动力促进剂或中药治疗;向患者解释术后胃瘫多能经非手术治疗治愈,消除其紧张、恐惧。患者胃动力的恢复常突然发生,于1～2天胃引流量明显减少,腹胀、恶心迅速缓解。这时可拔除胃管,护理人员应指导患者逐渐恢复饮食。

3.吻合口破裂或吻合口瘘

吻合口破裂或吻合口瘘多发生在术后1周内,与缝合不当、吻合口张力过大、组织供血不足、贫血、低蛋白血症、组织水肿等有关。

(1)观察:护理人员应观察患者有无高热、脉速、腹部压痛、反跳痛、腹肌紧张,或腹腔引流管内引流出含肠内容物的混浊液体。

(2)护理:护理人员应给患者禁食、胃肠减压。护理人员应遵医嘱应用肠外营养支持,纠正水、电解质及酸碱失衡,合理应用抗菌药物;对形成局部脓肿、外瘘或无弥漫性腹膜炎者,行局部引流,注意及时清洁瘘口周围皮肤并保持干燥,局部使用氧化锌软膏、皮肤保护粉/膜,避免皮肤破损而继发感染。

(3)注意:弥漫性腹膜炎的吻合口破裂患者必须立即手术,护理人员应做好急诊术前准备。

4.十二指肠残端破裂

十二指肠残端破裂多发生在术后24～48小时,见于十二指肠残端处理不当或毕Ⅱ氏胃大部分切除术后输入襻梗阻。

(1)观察:护理人员应观察患者有无突发上腹部剧痛、腹膜刺激征、发热、白细胞计数增加、腹腔穿刺抽出胆汁样液体。

(2)护理:一旦确诊应立即手术。护理人员应积极完善术前准备,术后护理与吻合口破裂或吻合口瘘的术后护理相同。

5.肠梗阻

肠梗阻根据梗阻部位分为输入襻梗阻、输出襻梗阻及吻合口梗阻。

(1)输入襻梗阻:见于毕Ⅱ式胃大部分切除术后。①急性完全性输入襻梗阻:由输入襻受压或输入襻过长,输入襻穿过其与横结肠系膜的间隙孔而形成内疝所致。临床表现为突发上腹部剧烈疼痛,频繁呕吐,呕吐量少,呕吐物多不含胆汁,呕吐后症状不缓解,上腹部有压痛性肿块,病情进展快,很快出现休克表现。由易发生肠绞窄,应紧急手术治疗。②慢性不完全性输入襻梗阻:由输入襻在吻合口处形成锐角,输入襻内消化液排空不畅所致。表现为进食后上腹胀痛或绞痛,随即突然喷射性呕吐,吐出大量胆汁,呕吐后症状缓解。应给患者禁食、胃肠减压、肠外营养支持治疗。经非手术治疗症状仍不能缓解者需再次手术。

(2)输出襻梗阻：见于毕Ⅱ式胃大部分切除术后，由术后肠粘连、大网膜水肿、炎性肿块压迫所致。表现为上腹饱胀不适，严重时有呕吐，呕吐物含胆汁。若非手术治疗无效，应手术解除梗阻。

(3)吻合口梗阻：由吻合口过小或吻合时内翻过多、术后吻合口水肿所致。表现为进食后上腹饱胀感和溢出性呕吐，呕吐物不含胆汁。非手术治疗措施与胃瘫相同。若非手术治疗无效，需手术解除梗阻。

6.倾倒综合征

胃大部分切除术后，由于幽门的节制功能丧失，胃排空过快，产生一系列临床症状，称为倾倒综合征。根据进食后出现症状的时间，倾倒综合征分为早期和晚期两种类型。

(1)早期倾倒综合征：多发生在进食后半小时内，与大量高渗性食物快速进入肠道导致肠道内分泌细胞大量分泌肠源性血管活性物质，渗透压作用使细胞外液大量移入肠腔有关。

观察：护理人员应密切观察患者有无心悸、出冷汗、乏力、面色苍白、头晕等循环系统症状，腹部饱胀不适或绞痛、恶心、呕吐、腹泻等胃肠道症状。

护理：护理人员应指导患者调整饮食，少食多餐；进食低碳水化合物、高蛋白饮食；用餐时限制饮水、喝汤；避免进食过甜、过咸、过浓的流质饮食；进餐后平卧20分钟。多数患者调整饮食后，症状可减轻或消失，半年到1年能逐渐自愈；严重者需使用生长抑素或手术治疗。

(2)晚期倾倒综合征：发生于餐后2~4小时，与食物进入肠道后刺激胰岛素大量分泌，继而导致反应性低血糖有关，故又称为低血糖综合征。

观察：护理人员应观察患者有无心悸、出冷汗、乏力、面色苍白、手颤、虚脱等表现。

护理：护理人员应指导患者在出现症状时稍进饮食，尤其是糖类；指导患者少食多餐，减少碳水化合物的摄入，增加食物中蛋白质的比例。

五、健康教育

(一)疾病知识指导

护理人员应告知患者及家属有关胃十二指肠溃疡的知识，使患者能更好地配合术后长期治疗和自我管理。

(二)运动指导

护理人员应指导患者出院后注意劳逸结合，避免过于疲劳。

(1)患者根据病情和体力恢复情况,逐渐参加散步等低强度运动。

(2)患者避免进行快跑、登山、打球等剧烈活动。

(3)患者在术后1个月内避免提重物,以免发生切口疝。

(三)药物指导

护理人员应指导患者服药的时间、剂量、方式,说明药物的不良反应;嘱患者避免服用对胃黏膜有损害的药物,如阿司匹林、吲哚美辛、皮质类固醇。

(四)饮食指导

根据患者肠道功能恢复的情况,护理人员应指导患者少食多餐,由流质、半流质、软食逐渐过渡到普食。

(1)进食鸡肉、鱼肉、兔肉等高蛋白的食物,新鲜蔬菜、水果等高维生素食物,促进机体恢复。

(2)避免进食油条、肥肉、炸鸡等油腻食物,防止引起消化不良。

(3)避免进食粗硬食物,以免加重吻合口水肿或炎症,导致肠梗阻。

(4)避免进食牛奶、豆浆等易产气的食物,防止发生腹胀。

(五)复查

护理人员应指导患者术后2周至1个月于门诊复查,若出现腹痛、腹胀、恶心、呕吐、停止排气或排便等不适症状或原有消化系统症状加重,应及时就诊。

六、护理评价

(1)患者疼痛是否减轻或缓解。

(2)患者是否维持体液平衡及重要脏器的有效灌注。

(3)患者的营养状况是否得以维持或改善。

(4)患者有无并发症或并发症是否被及时发现与处理。

第三节 胃十二指肠损伤

一、概述

由于有肋弓保护且活动度较大,柔韧性较好,壁厚,有钝挫伤时胃很少受累,只有胃膨胀时胃损伤偶尔发生。上腹或下胸部的穿透伤常导致胃损伤,多伴有肝、脾、横膈及胰损伤。胃镜检查及吞入锐利异物或吞入酸、碱等腐蚀性毒物也可引起胃穿孔,但很少见。十二指肠损伤是由上、中腹部受到间接暴力或锐器的直接刺伤而引起的,缺乏典型的腹膜炎症状和体征,术前诊断困难,漏诊率高,多伴有腹部脏器合并伤,病死率高,术后并发症多,肠瘘发生率高。

二、护理评估

(一)健康史

详细询问患者、现场目击者或陪同人员,以了解受伤的时间、地点、环境、原因,外力的特点、大小和作用方向,坠跌高度;了解受伤前、后饮食及排便情况,受伤时的体位,有无防御,伤后意识状态、症状、急救措施、运送方式,既往疾病史及手术史。

(二)临床表现

(1)胃损伤若未波及胃壁全层,可无明显症状。若全层破裂,由于胃酸有很强的化学刺激性,可立即出现剧痛及腹膜刺激征。当破裂口接近贲门或食管时,可因空气进入纵隔而呈胸壁下气肿。有较大的穿透性胃损伤时,可自腹壁流出食物残渣、胆汁和气体。

(2)十二指肠破裂后,因有胃液、胆汁及胰液进入腹腔,早期即可发生急性弥漫性腹膜炎,有剧烈的刀割样持续性腹痛伴恶心、呕吐,腹部检查可见舟状腹、腹膜刺激征。

(三)辅助检查

1.腹腔穿刺术

抽出不凝血液、胆汁,从腹腔吸出 10 mL 以上肉眼可辨的血性液体,即为阳性结果。

2.X 线检查

腹部 X 线片可显示腹膜后组织积气,肾脏轮廓清晰、腰大肌轮廓模糊不清等有助于腹膜后十二指肠损伤的诊断。

3.CT 检查

CT 检查可显示少量的腹膜后积气和渗至肠外的对比剂。

(四)治疗原则

抗休克和及时、正确的手术处理是治疗的两大关键。

(五)心理-社会因素

胃十二指肠外伤性损伤多数在意外情况下发生,患者受突发外伤后易出现紧张、痛苦、悲哀、恐惧等心理变化,担心手术不成功及疾病的预后。

三、护理问题

(一)疼痛

疼痛与胃肠破裂、腹腔内积液、腹膜刺激征有关。

(二)组织灌注量不足

组织灌注量不足与大量失血、失液、严重创伤、有效循环血量减少有关。

(三)焦虑或恐惧

焦虑或恐惧与经历意外及担心预后有关。

(四)潜在并发症

潜在并发症有出血、感染、肠瘘、低血容量性休克。

四、护理目标

(1)患者的疼痛减轻。

(2)患者的血容量得以维持,各器官血供正常,功能完整。

(3)患者的焦虑或恐惧减轻或消失。

五、护理措施

(一)一般护理

1.预防低血容量性休克

护理人员应给患者吸氧、保暖、建立静脉通道,遵医嘱输入温热生理盐水或乳酸盐林格液,抽血查全血细胞计数,查血型和交叉配血。

2.密切观察病情变化

每15~30分钟护理人员应评估患者的情况。评估内容包括意识状态、生命体征、肠鸣音、尿量、氧饱和度、有无呕吐、肌紧张和反跳痛等。护理人员应观察胃管内引流物的颜色、性质及量。若引流出血性液体,提示有胃、十二指肠破裂的可能。

3.术前准备

胃、十二指肠破裂大多需要手术处理,故患者入院后,在抢救休克的同时,护理人员应尽快完成术前准备工作,如备皮、备血、插胃管、留置导尿管、做好抗生素皮试。

(二)心理护理

护理人员应评估患者对损伤的情绪反应,鼓励他们说出自己的感受,帮助建立积极、有效的应对措施。护理人员应向患者介绍有关病情、损伤程度、手术方式及疾病预后,鼓励患者,告诉患者良好的心态、积极配合有利于早日康复。

(三)术后护理

1.体位

患者意识清楚、病情平稳,护理人员应给予半坐卧位,这有利于引流及呼吸。

2.观察引流液、胃肠减压

护理人员应观察胃管内引流液的颜色、性质及量,若引流出血性液体,提示胃、十二指肠有再出血的可能。十二指肠创口缝合后,护理人员应将胃肠减压管置于十二指肠腔内,使胃液、肠液、胰液得到充分引流,一定要妥善固定,避免脱出。一旦脱出,护理人员要在医师的指导下重新置管。

3.严密监测生命体征

术后15~30分钟,护理人员应监测生命体征直至患者病情平稳。护理人员应注意患者肾功能的改变,胃十二指肠损伤后,特别有出血性休克时,肾脏会受到一定的损害,尤其是严重腹部外伤伴有重度休克者,有发生急性肾功能障碍的危险,所以,术后护理人员应密切注意患者的尿量,争取保持每小时尿量超过50 mL。

4.补液和营养支持

护理人员应根据医嘱,合理地为患者补充水、电解质和维生素,必要时输新鲜血、血浆,维持水、电解质、酸碱平衡;给予肠内、肠外营养支持,促进合成代谢,提高机体防御能力;继续应用有效抗生素,控制腹腔内感染。

5.对术后并发症的观察和护理

(1)出血:如胃管内24小时内引流出新鲜血液200 mL以上,提示吻合口出血,护理人员应立即配合医师给予向胃管内注入凝血酶粉、冰盐水洗胃等止血措施。

(2)肠瘘:患者术后持续低热或高热不退,腹腔引流管中引流出黄绿色或褐色渣样物,有恶臭,或引流出大量气体,提示肠瘘发生,护理人员应配合医师进行腹腔双套管冲洗,并做好相应护理。

(四)健康教育

(1)护理人员应讲解术后饮食注意事项,一般术后35天开始恢复饮食,由流质逐步恢复至半流质、普食,进食高蛋白、高能量、易消化的饮食,增强抵抗力,促进愈合。

(2)行全胃切除术或胃大部分切除术的患者,因胃肠吸收功能下降,要及时补充微量元素和维生素等,预防贫血、腹泻等并发症。

(3)护理人员应嘱患者避免工作过于劳累,注意劳逸结合;讲明饮酒、抽烟对胃、十二指肠疾病的危害性。

(4)护理人员应嘱患者避免长期大量服用非甾体抗炎药(如布洛芬),以免引起胃肠道黏膜损伤。

第四节 肠 梗 阻

肠腔内容物不能正常运行或通过肠道发生障碍时,称为肠梗阻。肠梗阻是外科常见的急腹症之一。

一、疾病概要

(一)病因和分类

1.按梗阻发生的原因分类

(1)机械性肠梗阻:最常见,是由各种原因引起的肠腔变窄、肠内容物通过障碍。主要原因:①肠腔堵塞,如肠腔内有寄生虫、粪块、异物。②肠管受压,如粘连带压迫、肠扭转、嵌顿性疝。③肠壁病变,如先天性肠道闭锁、肠道狭窄、有肿瘤。

(2)动力性肠梗阻:较机械性肠梗阻少见。肠管本身无病变,梗阻原因是神经反射和毒素刺激引起肠壁功能紊乱,致肠内容物不能正常运行。该型可分为以下两种:①麻痹性肠梗阻,常见于急性弥散性腹膜炎、腹部大手术、腹膜后血肿或感染等。②痉挛性肠梗阻,由肠壁肌肉异常收缩所致,常见于急性肠炎或慢性铅中毒。

(3)血运性肠梗阻:较少见。由于肠系膜血管栓塞或血栓形成,出现肠管血运障碍,继而发生肠麻痹,肠内容物不能通过。

2.按肠管血运有无障碍分类

(1)单纯性肠梗阻:无肠管血运障碍。

(2)绞窄性肠梗阻:有肠管血运障碍。

3.按梗阻发生的部位分类

肠梗阻按梗阻发生的部位分为高位性肠梗阻(空肠上段)和低位性肠梗阻(回肠末段和结肠)。

4.按梗阻的程度分类

肠梗阻按梗阻的程度分为完全性肠梗阻(肠内容物完全不能通过)和不完全性肠梗阻(部分肠内容物可通过)。

5.按梗阻病情的缓急分类

肠梗阻按梗阻病情的缓急分为急性肠梗阻和慢性肠梗阻。

(二)病理生理

1.肠管局部的病理生理变化

(1)肠蠕动增强:在单纯性机械性肠梗阻中,梗阻以上的肠蠕动增强,以克服肠内容物通过的障碍。

(2)肠管膨胀:由肠腔内积气、积液所致。

(3)肠壁充血水肿、血运障碍严重时可导致肠道坏死和穿孔。

2.全身性病理生理变化

(1)患者体液丢失,电解质、酸碱平衡失调。

(2)患者发生全身性感染和毒血症,甚至发生感染性、中毒性休克。

(3)患者出现呼吸和循环功能障碍。

(三)临床表现

1.症状

(1)腹痛:单纯性机械性肠梗阻的特点是阵发性腹部绞痛。绞窄性肠梗阻表现为持续性剧烈腹痛伴阵发性加剧。麻痹性肠梗阻呈持续性胀痛。

(2)呕吐:早期常为反射性呕吐,呕吐胃内容物,随后因梗阻部位不同,呕吐的性质各异。高位肠梗阻呕吐出现早且频繁,呕吐物主要为胃液、十二指肠液、胆汁;低位肠梗阻呕吐出现得晚,呕吐物常为粪样物;若呕吐物为血性或棕褐色,常提示肠管有血运障碍;麻痹性肠梗阻的呕吐多为溢出性。

(3)腹胀:高位肠梗阻的腹胀不明显。低位肠梗阻及麻痹性肠梗阻腹胀明显。

(4)停止排气、排便:发生完全性肠梗阻时,患者多停止排气、排便,但在梗阻早期,梗阻以下肠管内尚存的气体或粪便仍可排出。

2.体征

(1)腹部:视诊,单纯性机械性肠梗阻可见腹胀、肠型和异常蠕动波,肠扭转时腹胀多不对称;触诊,单纯性肠梗阻可有轻度压痛但无腹膜刺激征,绞窄性肠梗阻可有固定压痛和腹膜刺激征;叩诊,发生绞窄性肠梗阻时腹腔有渗液,可有移动性浊音;听诊,机械性肠梗阻肠鸣音亢进,可闻及气过水声或金属音,麻痹性肠梗阻的肠鸣音减弱或消失。

(2)全身:单纯性肠梗阻早期多无明显全身性改变,梗阻晚期可有口唇干燥、眼窝凹陷、皮肤弹性差、尿少等脱水征。发生严重脱水或绞窄性肠梗阻时,可出现脉搏细速、血压下降、面色苍白、四肢发冷等中毒和休克征象。

3.辅助检查

(1)实验室检查:肠梗阻晚期,血红蛋白和血细胞比容升高,并有水、电解质及酸碱平衡失调。发生绞窄性肠梗阻时,白细胞计数和中性粒细胞比例明显升高。

(2)X线检查:一般在肠梗阻发生4～6小时后进行。立位或侧卧位X线平片可见肠胀气及多个液气平面。

(四)治疗原则

1.一般治疗

(1)禁食。

(2)胃肠减压:是治疗肠梗阻的重要措施之一。通过胃肠减压,吸出胃肠道内的气体和液体,从而减轻腹胀,降低肠腔内压力,改善肠壁血运,减少肠腔内的细菌和毒素。

(3)纠正水、电解质及酸碱平衡失调。

(4)防治感染和中毒。

(5)其他:对症治疗。

2.解除梗阻

解除梗阻分为非手术治疗和手术治疗两大类。

(五)常见几种肠梗阻

1.粘连性肠梗阻

粘连性肠梗阻是肠粘连或肠管被粘连带压迫所致的肠梗阻,较为常见。该病主要由腹部手术、炎症、创伤、出血、异物所致,以小肠梗阻为多见,多为单纯性不完全性梗阻。粘连性肠梗阻多采取非手术治疗,如无效或发生绞窄性肠梗阻时应及时手术治疗。

2.肠扭转

肠扭转指一段肠管沿其系膜长轴旋转而形成的闭襻性肠梗阻,最常发生于小肠,其次发生于乙状结肠。

(1)小肠扭转:多见于青壮年,常在饱餐后立即进行剧烈活动时发病。该病表现为突发腹部绞痛,呈持续性,伴阵发性加剧,患者呕吐频繁,腹胀不明显。

(2)乙状结肠扭转:多见于老年人,患者常有便秘习惯,表现为腹部绞痛,明显腹胀,呕吐不明显。肠扭转是较严重的机械性肠梗阻,可在短时间内发生肠绞窄、坏死,一经诊断,应采取急症手术。

3.肠套叠

肠套叠指一段肠管套入与其相连的肠管内,以回结肠型(回肠末端套入结肠)最多见。肠套叠多见于2岁以下的婴幼儿。典型表现为阵发性腹痛、果酱样血便和腊肠样肿块(多位于右上腹),右下腹触诊有空虚感。X线空气或钡剂灌肠显示空气或钡剂在结肠内受阻,梗阻端的钡剂影像呈杯口状或弹簧状阴影。对早期肠套叠可试行空气灌肠复位,对用该方法无效者或病期超过48小时,怀疑有肠坏死或肠穿孔者,应行手术治疗。

4.蛔虫性肠梗阻

蛔虫聚集成团并刺激肠管,肠管痉挛导致肠腔堵塞,多见于2~10岁儿童,驱虫不当常为诱因。主要表现为阵发性脐部周围腹痛,伴呕吐,腹胀不明显。部分患者的腹部可触及变形、变位的条索状团块。少数患者可并发肠扭转或肠壁坏死、穿孔,蛔虫进入腹腔引起腹膜炎。对单纯性蛔虫堵塞多采用非手术治疗,包括解痉止痛、禁食、酌情给胃肠减压、输液、口服植物油驱虫等,若无效或并发肠扭转、腹膜炎,应行手术取虫。

二、护理诊断/问题

(一)疼痛

疼痛与肠内容物不能正常运行或通过障碍有关。

(二)体液不足

体液不足与呕吐、禁食、胃肠减压、肠腔积液有关。

(三)潜在并发症

潜在并发症有肠坏死、腹腔感染、休克。

三、护理措施

(一)非手术治疗的护理

(1)饮食:患者要禁食,梗阻缓解12小时后可进少量流质饮食,忌甜食和牛奶;48小时后可进半流质。

(2)护理人员应给患者胃肠减压,做好相关护理。

(3)体位:生命体征稳定者可取半卧位。

(4)解痉挛、止痛:若患者无肠绞窄或肠麻痹,护理人员应给患者用阿托品解除痉挛、缓解疼痛,禁用吗啡类止痛药,以免掩盖病情。

(5)输液:护理人员应纠正患者的水、电解质和酸碱失衡,记录24小时出入量。

(6)防治感染和中毒:护理人员应遵照医嘱应用抗生素。

(7)严密观察病情变化:出现下列情况时应考虑有绞窄性肠梗阻的可能,应及早采取手术治疗。①患者腹痛发作急骤,为持续性剧烈疼痛,或在阵发性加重之间仍有持续性腹痛,肠鸣音可不亢进。②早期出现休克。③呕吐早、剧烈而频繁。④腹胀不对称,腹部有局部隆起或触及有压痛的包块。⑤有明显的腹膜刺激征,体温升高,脉搏快,白细胞计数和中性粒细胞比例升高。⑥呕吐物、胃肠减压抽出液、肛门排出物为血性或腹腔穿刺抽出血性液。⑦腹部X线检查可见孤立、固定的肠襻。⑧经积极非手术治疗后症状、体征无明显改善。

(二)手术前后的护理

1.术前准备

除上述非手术护理措施外,护理人员应按腹部外科常规行术前准备。

2.术后护理

(1)护理人员应观察病情,观察患者的生命体征、腹部症状和体征的变化,伤口敷料及引流情况,及早发现术后并发症。

(2)患者取卧位,麻醉清醒、血压平稳后取半卧位。

(3)患者禁食,给胃肠减压,待排气后,逐步恢复饮食。

(4)护理人员应防止感染,遵照医嘱应用抗生素。

(5)护理人员应鼓励患者早期活动。

第六章 肝胆外科护理

第一节 肝 癌

肝癌是全球常见癌症,位居癌症死亡原因的第二位,多见于40~50岁男性,可分为原发性和转移性两类。原发性肝癌的发病与病毒性肝炎、肝硬化、酒精、黄曲霉素等致癌物质密切相关。肝癌的病理组织学类型包括肝细胞型、胆管细胞型及混合型,以肝细胞型多见。转移性肝癌为肝外器官的原发癌或肉瘤转移到肝所致。早期肝癌表现隐匿,一旦出现症状和体征多为中晚期,表现为肝区疼痛、肝大、食欲缺乏、乏力、消瘦、贫血、黄疸等。若转移至远处器官则可产生相应症状。对有肝脏病史的中年人,若出现相应症状,结合影像学(B超是肝癌定位、筛查的首选方法),血清甲胎蛋白,肝穿刺活组织病理学检查等有助于早期诊断。肝癌的治疗包括手术切除、射频消融、介入治疗、靶向治疗等,以手术为主的综合治疗是延长患者生存期的关键。

一、护理评估

(一)术前评估

1.健康史

(1)个人情况:包括患者的年龄、性别、居住地、吸烟史,饮食情况、饮水情况、生活习惯等。

(2)既往史:患者有无病毒性肝炎、肝硬化等肝病史,有无癌症和手术史,过敏史如何。

(3)其他:患者的家族中有无肝癌或其他癌症患者。

2.身体状况

(1)肝区疼痛的性质和程度如何。

(2)患者是否有肝病面容、贫血、黄疸、脾大、水肿等体征。

(3)患者是否有消瘦、乏力、食欲减退及恶病质表现。

(4)患者是否有肝性脑病、上消化道大量出血及各种感染。

(5)患者的肝功能有无受损,甲胎蛋白水平是否升高,B超、CT等影像学检查有无异常。

3.心理-社会状况

(1)患者和家属对肝癌、治疗方案、预后的认知程度如何。

(2)患者和家属是否担心手术疗效、术后并发症及肝癌预后。

(3)亲属对患者的关心、支持程度,患者对疾病治疗的经济承受能力,社会和医疗保障系统的支持程度如何。

(二)术后评估

(1)评估手术、麻醉方式,术中出血、补液、输血及引流管等情况。

(2)严密监测患者的意识状态、生命体征、血氧饱和度、尿量、肝功能等;观察患者的腹部体征与切口情况,腹腔引流管是否通畅,引流液的颜色、量及性状等。

(3)评估肝功能恢复情况。

(4)有无腹腔内出血、肝性脑病、膈下积液或脓肿、肺部感染等并发症。

二、常见护理诊断/问题

(一)疼痛

疼痛与肿瘤迅速生长导致肝包膜张力增加或手术创伤、介入治疗、射频消融治疗有关。

(二)营养失调

营养低于机体需要量与消化功能紊乱、放疗及化疗引起的胃肠道不良反应、肿瘤消耗等有关。

(三)焦虑、恐惧

焦虑、恐惧与担忧手术效果、疾病预后及生存期限有关。

(四)潜在并发症

潜在并发症有腹腔内出血、肝性脑病、膈下积液或脓肿、胆汁漏、肺部感染。

三、护理目标

(1)患者自述疼痛减轻或无痛。
(2)患者的营养需求基本得到满足,体重未明显减轻。
(3)患者能正确面对疾病、手术和预后,积极配合治疗。
(4)患者未发生并发症或并发症被及时发现和处理。

四、护理措施

(一)手术治疗的护理

1.术前护理

(1)心理护理:护理人员应积极、主动关心患者,鼓励患者说出感受,疏导、安慰患者,根据患者的个体情况提供信息,说明手术的意义、重要性及手术方案,讲解手术成功案例,帮助患者树立战胜疾病的信心,减轻患者的焦虑和恐惧。

(2)疼痛护理:护理人员应评估疼痛发生的时间、部位、性质、诱因、程度及伴随症状;遵医嘱给予镇痛药物,观察药物效果和不良反应;指导患者采取放松和分散注意力的方法应对疼痛。

(3)改善营养状况:护理人员应给予患者高蛋白、高热量、高维生素、易消化的饮食;对合并肝硬化有肝功能损害者,应适当限制蛋白质的摄入量;必要时给予患者肠内外营养支持,输血浆或清蛋白,以改善贫血、纠正低蛋白血症,提高患者的手术耐受力。

(4)用药护理:护理人员应遵医嘱给予患者护肝药物,如甘草酸二胺、还原性谷胱甘肽、多烯磷脂酰胆碱、熊去氧胆酸;避免使用巴比妥类、红霉素、盐酸氯丙嗪等有损肝脏的药物。

(5)维持体液平衡:对肝功能不良伴腹水者,护理人员应严格控制水和钠盐的摄入,摄水量不应超过2 000 mL/d,摄钠量少于 0.5 g/d(折合成氯化钠,应少于 1.5 g/d);对伴有水肿及血钠降低者,摄水量严格控制在 1 000~1 500 mL/d;同时遵医嘱合理补液和利尿,注意纠正低钾血症等水、电解质失衡;准确记录24 小时出入量;每天观察、记录患者的体重及腹围变化。

(6)预防出血:护理人员应改善患者的凝血功能,大多数肝癌合并肝硬化,术前 3 天护理人员应开始给予维生素 K_1,适当补充血浆和凝血因子,以改善凝血功能,预防术中、术后出血;告知患者避免致肿瘤破裂出血或食管下段胃底静脉曲张、破裂出血的诱因,如使腹内压骤升的动作和外伤;肿瘤直径>10 cm 时,嘱患者卧床休息,避免活动幅度过大导致肿瘤破裂;若患者突发腹痛伴腹膜刺激征,应高度怀疑肝癌组织破裂出血,立即通知医师,做好急症手术的各项准备。

(7)术前准备:护理人员应协助做好术前检查,做好术前常规准备。

2.术后护理

(1)病情观察:护理人员应密切观察患者的生命体征、神志、面色、尿量、中心静脉压、切口渗血和渗液、腹腔引流液的量和颜色等,并做好记录。

(2)休息与活动:术后患者麻醉清醒、生命体征平稳后取半卧位。护理人员应根据患者术式及机体恢复情况助其逐步由半坐卧位、坐位过渡到下床活动。随着加速康复外科技术的推广和应用,肝脏手术患者术后下床活动时间已逐渐提前。

(3)疼痛护理。①护理人员应评估疼痛发生的时间、部位、性质、程度;②遵医嘱给予镇痛药物;③密切观察镇痛泵的泵入速度、剂量、输注管路是否通畅、镇痛泵的效果及不良反应;④指导患者减轻疼痛及转移注意力的方式,如听音乐、松弛疗法。

(4)饮食指导:术后早期禁食,禁食期间护理人员应给予肠外营养支持。术后 24~48 小时,患者可进食流质,逐步改为半流质和软食。随着加速康复外科技术的推广和应用,肝脏手术患者术后麻醉完全清醒即可少量饮水,自术后第一天开始,饮食可逐渐由流质过渡到半流质、软食。

(5)腹腔引流管的护理:护理人员应引流腹腔积聚的液体,防止腹腔继发感染。要点如下:①妥善固定引流管,防止滑脱;②保持引流通畅,防止引流管受压和扭曲;如引流管被凝血块、组织碎屑等堵塞,应反复挤压促其排出,必要时协助医师用生理盐水冲洗;③观察引流液的颜色、量及性质,并记录;④严格无菌操作,定时更换引流袋,防止感染;⑤置管 3~5 天,如引流液颜色较淡,24 小时少于 20 mL,腹部无阳性体征,可考虑拔管。

3.术后并发症的观察及护理

(1)腹腔出血:是肝切除术后常见的并发症之一,术后 24 小时易发生。

观察:术后 48 小时内护理人员应严密观察患者生命体征的变化,严密观察引流液的量、性质及颜色。短时间内引流管引出大量鲜红色血性液体,1 小时内引流出 200 mL 以上鲜红色血性液体或每小时引流出 100 mL 鲜红色血性液体,持续 3 小时以上,应考虑活动性腹腔出血,立即通知医师及时处理。

护理:①患者术后 24 小时内卧床休息,避免剧烈咳嗽和打喷嚏等,以防止术后肝断面出血;②若短期内或持续引流出较大量的鲜红色血性液体,经输血、输液,患者血压、脉搏仍不稳定,护理人员应做好再次手术的准备;③若明确为凝血机制障碍性出血,护理人员可遵医嘱给予患者凝血酶原复合物、纤维蛋白原,输新鲜血等。

(2)肝性脑病:见门静脉高压症患者的护理。

(3)对膈下积液及脓肿患者的观察与护理内容如下。

观察:膈下积液及脓肿发生在术后1周。患者术后体温下降后再度升高,或术后发热持续不退,同时伴右上腹胀痛、呃逆、脉速、白细胞计数升高,中性粒细胞百分比达90%以上,应疑有膈下积液或膈下脓肿。B超检查可明确诊断。

护理:①护理人员应协助医师行B超定位引导穿刺抽脓或置管引流,置管引流时应加强冲洗和吸引护理;②患者取半坐位,以利于呼吸和引流;③护理人员应严密观察患者体温的变化,鼓励患者多饮水;④护理人员应遵医嘱加强营养支持和抗菌药物的应用护理。

(4)对胸腔积液患者的观察与护理内容如下。

观察:患者胸闷、气促、发热情况。

护理:①护理人员应协助医师行穿刺抽胸腔积液,对行胸腔闭式引流者,做好胸腔闭式引流护理;②护理人员应遵医嘱加强保肝治疗,给予患者高蛋白饮食,必要时遵医嘱给予患者清蛋白、血浆及利尿剂。

(5)对胆汁瘘患者的观察与护理内容如下。

观察:患者有无腹痛、发热和腹膜刺激征,切口有无胆汁渗出和/或腹腔引流液是否含胆汁。

护理:①对胆汁渗出者,护理人员应注意保护局部皮肤;②护理人员应协助医师调整引流管,保持引流通畅,并注意观察引流液的颜色、量与性状;③如发生局部积液,护理人员应尽早行B超定位穿刺置管引流;④如患者发生胆汁性腹膜炎,应尽早手术。

(二)介入治疗的护理

1.介入治疗前准备

(1)护理人员应向患者及家属解释介入治疗的目的、方法、重要性和优点,嘱患者术中配合体位。

(2)患者术前禁食、水4小时。

(3)护理人员应于穿刺处做好准备,备好所需物品及化疗、止吐药品等。

2.介入治疗后的护理

(1)患者术后取平卧位休息24小时。护理人员应在穿刺处以沙袋加压1小时,肢体制动6小时,用弹力绷带加压包扎防止局部出血。

(2)护理人员应鼓励患者每天饮水2 000 mL以上,减轻化疗药物对肾的毒副作用,同时观察排尿及肾功能情况。

(3)栓塞后综合征的护理:化疗后多数肝动脉栓塞患者可出现发热、肝区疼痛、恶心、呕吐、心悸、白细胞计数下降等临床表现,称为栓塞后综合征。护理要点:①肝区疼痛由肝动脉栓塞后,肝脏水肿,肝被膜张力增大所致。对轻度疼痛可不处理或给予少量对肝脏无害的镇静剂,一般48小时后疼痛可减轻或消失。对重度持续疼痛,考虑是否合并其他并发症,如胆囊动脉栓塞致胆囊坏死。必要时可适当给予止痛剂。②发热是机体对坏死组织重吸收的不良反应,对轻度发热可不处理。若体温高于38.5 ℃,可给予物理、药物降温。③恶心、呕吐为化疗药物的反应,护理人员应嘱患者深呼吸,及时擦去呕吐物并漱口,遵医嘱对症治疗。④白细胞计数低于$4\times10^9/L$时,应暂停化疗并应用升白细胞药。

3.对并发症的观察及护理

(1)穿刺部位血肿。①护理人员应定时观察穿刺处有无肿胀或渗血;②一旦发现渗血,护理人员应立即指压穿刺处直至出血停止,并报告医师,更换绷带,重新加压包扎。

(2)上消化道大量出血。①护理人员应观察呕吐液和大便的颜色、性状及量;②护理人员应遵医嘱应用制酸药和保护胃黏膜的药物,把呕血者的头偏向一侧,防止误吸,暂时给患者禁食,及时通知医师并协助医师处理。

(3)股动脉栓塞。①护理人员应在术后密切观察穿刺侧肢体皮肤的颜色、温度、感觉,足趾运动及足背动脉搏动情况,并与对侧对比。若出现足背动脉搏动减弱或消失,下肢皮肤苍白、变凉且伴有麻木感,可能为股动脉栓塞;②护理人员一旦发现股动脉栓塞,立即抬高患肢,热敷,遵医嘱应用扩张血管及解痉药物,注意禁按摩,以防栓子脱落。

(三)射频、微波治疗的护理

射频、微波治疗有开腹射频、微波治疗和经皮射频、微波治疗。开腹射频、微波治疗的护理与肝癌的围术期护理相同。

1.经皮射频、微波治疗前准备

(1)护理人员应向患者及其家属解释射频、微波治疗的目的、方法、重要性和优点,嘱患者术前进行屏气锻炼,术中配合体位。

(2)饮食:术前禁食、禁水4~6小时。

2.经皮射频、微波治疗后的护理

(1)护理人员应在术后按压穿刺点30分钟,观察穿刺点有无出血。

（2）护理人员应在术后6小时密切观察患者的病情，给予心电监护，注意心率和血压的变化，及时发现出血征象，如血压突然下降、腹痛、大汗淋漓、腹部有移动性浊音。

（3）发热、恶心、呕吐是术后常见的反应。如果出现高热或发热持续不退，应考虑感染的可能。食管静脉曲张者如有严重呕吐，护理人员应及时控制，避免诱发曲张静脉破裂出血。

（4）疼痛护理：护理人员应评估疼痛的程度、部位、性质、持续时间等，指导患者采取放松和分散注意力的方法应对疼痛，必要时遵医嘱给予镇痛药物。

3.并发症的观察及护理

观察并处理出血、胆汁瘘、胸腔积液等并发症。

五、健康教育

(一)疾病指导

患者应注意防治肝炎，不吃霉变食物，要饮用安全水。有肝炎、肝硬化病史者和处于肝癌高发地区者，应定期做甲胎蛋白检测或B超检查，以便早期发现、早期诊断及治疗。

(二)休息与活动

患者术后3个月内保证充分休息，避免重体力活动或过度劳累，注意劳逸结合，进行适当锻炼，如散步、慢跑；保持情绪稳定和心情愉快，避免精神紧张和情绪激动。

(三)饮食指导

患者应进食高热量、含优质蛋白质、富含维生素和纤维素的食物。食物以清淡、易消化为宜。若有腹水、水肿，应控制水和食盐的摄入量，如有肝性脑病征象或血氨升高，应限制蛋白质摄入。

(四)用药指导

护理人员应指导患者按医嘱服用抗病毒及保肝药物，嘱其必须按时服用抗病毒药，不能随便中断，避免使用损害肝功能的药物。

(五)自我观察与复查

患者应定期复诊，第1年每1～2个月复查甲胎蛋白、胸片和B超1次，必要时行CT检查。若患者出现发热、水肿、体重减轻、出血倾向、黄疸和乏力等症状要及时就诊，以便早期发现临床复发或转移。

六、护理评价

(1)患者的疼痛是否减轻或无痛。

(2)患者的营养状况是否改善,体重得以维持或增加。

(3)患者的情绪是否稳定,患者是否积极配合治疗。

(4)患者有无并发症或并发症是否被及时发现与处理。

第二节 急性梗阻性化脓性胆管炎

一、疾病概述

(一)概念

急性梗阻性化脓性胆管炎又称急性重症胆管炎,是在胆道梗阻基础上并发的急性化脓性细菌感染,急性胆管炎和急性梗阻性化脓性胆管炎是同一种疾病的不同发展阶段。

(二)病因

1.胆道梗阻

最常见的原因为胆道结石性梗阻。此外,胆道蛔虫、胆管狭窄、吻合口狭窄、胆管及壶腹部肿瘤等亦可引起胆道梗阻而导致急性化脓性炎症。胆道发生梗阻时,胆盐不能进入肠道,易造成细菌移位。

2.细菌感染

胆道内细菌多来源于胃肠道,细菌可经十二指肠逆行进入胆道,或发生小肠炎症时,细菌经门静脉系统入肝到达胆道而引起感染。可以是单一菌种感染,也可是两种以上的菌种感染。以大肠埃希菌、变形杆菌、克雷伯杆菌、铜绿假单胞菌等革兰阴性杆菌多见。近年来,厌氧菌及革兰阳性球菌在胆道感染致病菌中的比例有升高的趋势。

(三)病理生理

急性梗阻性化脓性胆管炎的基该病理改变是胆管梗阻、肝实质及胆道系统胆汁淤滞和胆管内化脓性感染。胆管梗阻及随之而来的胆道感染造成梗阻以上胆管扩张、胆管壁黏膜肿胀,使梗阻进一步加重并趋向完全性。胆管内压力升高,胆管壁充血、水肿,炎性细胞浸润,溃疡形成,管腔内逐渐充满脓性胆汁或脓液,使胆管内压力继续升高,当胆管内压力超过 3.92 kPa 时,肝细胞停止分泌胆汁,胆管内脓性胆汁及细菌逆流,引起肝内胆管及肝细胞化脓性感染。若感染进一步加重,可使肝细胞发生大片坏死。胆小管破溃后形成胆小管瘘、肝动脉瘘或门静脉瘘,可在肝内形成多发性脓肿及胆道出血。大量细菌和毒素还可经肝静脉进入人体循环,引起全身化脓性感染和多器官功能损害,甚至引起全身脓毒血症或感染性休克,严重者可导致多器官功能障碍综合征或多器官功能衰竭。

(四)临床表现

多数患者有胆道疾病史,部分患者有胆道手术史。该病发病急骤,病情进展迅速,除了具有急性胆管炎的夏科氏三联征(腹痛、寒战高热、黄疸)外,还有休克及中枢神经系统受抑制的表现,即雷诺五联征。

1. 症状

(1)腹痛:患者常表现为突发的剑突下或右上腹持续性疼痛,可阵发性加重,并向右肩胛下及腰背部放射。腹痛及其程度可因梗阻的部位不同而有差异。肝内梗阻者疼痛较轻,肝外梗阻者症状明显。

(2)寒战、高热:体温持续升高达 39~40 ℃ 或高于 40 ℃,呈弛张热热型。

(3)胃肠道症状:多数患者伴恶心、呕吐,黄疸。

2. 体征

(1)腹部压痛或腹膜刺激征:剑突下或右上腹部可有不同程度和不同范围的压痛或腹膜刺激征,可有肝大及肝区叩痛,可扪及肿大的胆囊。

(2)黄疸:多数患者可出现不同程度的黄疸,若仅有一侧胆管梗阻,可不出现黄疸。

(3)神志改变:主要表现为神志淡漠、烦躁、谵妄或嗜睡、神志不清,甚至昏迷,病情严重者可在短期内出现感染性休克表现。

(4)休克表现:呼吸急促,出冷汗,脉搏细速,可达每分钟 120 次以上,血压在短时间内迅速下降,可出现全身发绀或皮下瘀斑。

(五)辅助检查

1. 实验室检查

血常规检查可见白细胞计数升高,可超过 $20 \times 10^9/L$,中性粒细胞比例明显升高,细胞质内可出现中毒颗粒,凝血酶原时间延长。血生化检查可见肝功能损害、电解质紊乱和 BUN 含量升高等。血气分析检查可提示血氧分压降低和代谢性酸中毒的表现。尿常规检查可发现蛋白质及颗粒管型。打寒战时做血培养,多有细菌生长。

2.影像学检查

B超是主要的辅助检查方法。B超检查可显示肝和胆囊肿大,胆囊壁增厚,肝、内外胆管扩张及胆管内结石光团伴声影。必要时可行CT、经内镜逆行胆胰管成像(ERCP)、磁共振胆胰管成像(MRCP)、经皮穿刺肝胆道成像(PTC)等检查,以了解梗阻的部位、程度,结石的大小和数量等。

(六)主要处理原则

紧急手术解除胆道梗阻并引流,尽早而有效降低胆管内压力,积极控制感染和抢救患者。

1.非手术治疗

非手术治疗既是治疗手段又是手术前准备,应在严密观察下进行,若在非手术治疗期间症状不能缓解或病情进一步加重,则应紧急手术治疗。主要措施如下。

(1)禁食,持续胃肠减压及解痉止痛。

(2)抗休克治疗:建立通畅的静脉输液通道,加快补液扩容,恢复有效的循环血量;及时应用肾上腺皮质激素,必要时使用血管活性药物;纠正水、电解质、酸碱平衡紊乱。

(3)抗感染治疗:联合应用足量、有效、广谱并对肝和肾毒性小的抗菌药物。

(4)其他:包括吸氧、降温、支持治疗等,以保护重要内脏器官的功能。

(5)引流:用非手术方法进行胆管减压引流,如经皮穿刺肝胆道引流术、经内镜鼻胆管引流术。

2.手术治疗

主要目的是解除梗阻、给胆道减压,挽救患者的生命。手术力求简单而有效,多采用胆总管切开减压加T管引流术。术中注意肝内胆管是否引流通畅,以防形成多发性肝脓肿。若病情无改善,应及时手术治疗。

二、护理评估

(一)术前评估

1.健康史及相关因素

(1)发病情况:是否为突然发病,是否表现为起病急、症状重、进展快的特点。

(2)发病的病因和诱因:此次发病与饮食、活动的关系如何,有无肝内、外胆管结石或胆囊炎反复发作史,有无类似疼痛史等。

(3)病情及其程度:是否表现为急性病容,有无神经精神症状,是否短期内即出现感染性休克的表现。

(4)既往史:有无胆道手术史;有无用药史、过敏史及腹部手术史。

2.身体状况

(1)全身状况。①生命体征:患者是否在发病初期即出现畏寒、发热,体温持续升高至39～40 ℃或高于40 ℃;有无伴呼吸急促、出冷汗、脉搏细速及血压在短时间内迅速下降等。②黄疸:患者有无巩膜及皮肤黄染及黄染的程度。③神志:有无神志改变的表现,如神志淡漠、谵妄或嗜睡、神志不清甚至昏迷。④感染:有无感染、中毒的表现,如全身皮肤湿冷、发绀和皮下瘀斑。

(2)局部:腹痛的部位、性质、程度如何,有无放射痛等;肝区有无压痛、叩击痛;腹膜刺激征是否为阳性;腹部有无不对称性肿大等。

(3)辅助检查:经血常规检查,白细胞计数是否升高,中性粒细胞的比例是否明显升高;细胞质内是否出现中毒颗粒;尿常规检查有无异常;凝血酶原时间有无延长;血生化检查是否提示肝功能损害、电解质紊乱、代谢性酸中毒及BUN含量升高等;血气分析检查是否提示血氧分压降低。B超及其他影像学检查是否提示肝和胆囊肿大,肝内、外胆管扩张和结石。心、肺、肾等器官功能有无异常。

3.心理和社会支持状况

了解患者及其家属对疾病的认知、家庭经济状况、患者的心理承受程度及患者对治疗的期望。

(二)术后评估

1.手术中情况

了解术中胆总管探查及解除梗阻、胆道减压、胆汁引流的情况,术中患者的生命体征是否平稳,肝内、外胆管结石清除及引流情况,有无多发性肝脓肿及处理情况,各种引流管的放置位置和目的等。

2.术后病情

了解术后生命体征及手术切口的愈合情况,T管及其他引流管的引流情况等。

3.心理-社会评估

了解患者及其家属对术后康复的认知和期望程度。

三、主要护理诊断/问题

(一)疼痛

疼痛与胆道梗阻、胆管扩张及手术后伤口疼痛有关。

(二)体液不足

体液不足与呕吐、禁食、胃肠减压及感染性休克有关。

(三)体温过高

体温过高与胆道梗阻并继发感染有关。

(四)低效性呼吸困难

低效性呼吸困难与感染中毒有关。

(五)潜在并发症

潜在并发症有胆道出血、胆瘘、多器官功能障碍或衰竭。

四、主要护理措施

(一)减轻或控制疼痛

根据疼痛的程度,采取非药物止痛方法或药物止痛。

1.卧床休息

护理人员应协助患者采取舒适体位,指导其有节律地深呼吸,达到放松和减轻疼痛的效果。

2.合理饮食

对病情较轻且决定采取非手术治疗的急性胆囊炎患者,护理人员应指导其采取清淡饮食,忌食油腻食物;对病情严重需急诊手术的患者予以禁食和胃肠减压,以减轻腹胀和腹痛。

3.解痉镇痛

对诊断明确的剧烈疼痛者,护理人员可遵医嘱通过口服、注射等方式给予消炎利胆药、解痉药或止痛药,以缓解疼痛。

4.控制感染

护理人员应遵医嘱及时、合理地应用抗生素,通过控制胆囊炎症,减轻胆囊肿胀和胆囊压力来达到减轻疼痛的效果。

(二)维持体液平衡

1.加强观察

护理人员应严密观察患者的生命体征和循环功能,如脉搏、血压、中心静脉压和每小时尿量,及时、准确地记录患者的出入量,为补液提供可靠的依据。

2.补液扩容

对于休克患者护理人员应迅速建立静脉输液通路,补液扩容,尽快恢复血容量;遵医嘱及时给予肾上腺皮质激素,必要时应用血管活性药物,以改善和保证组织器官的血流灌注及供氧。

3.纠正水、电解质、酸碱平衡紊乱

护理人员应根据病情、中心静脉压、胃肠减压及每小时尿量等情况,确定补液的种类和输液量,合理安排输液的顺序和速度,维持水、电解质及酸碱平衡。

(三)降低体温

1.物理降温

物理降温包括温水擦浴、冰敷等方法。

2.药物降温

护理人员应在物理降温的基础上,根据病情遵医嘱通过口服、注射或其他途径给药降温。

3.控制感染

护理人员应遵医嘱联合应用足量、有效的广谱抗生素,以有效地控制感染,使患者的体温恢复正常。

(四)维持有效呼吸

1.加强观察

护理人员应密切观察患者的呼吸频率、节律和深浅度;动态监测血氧饱和度的变化,定期进行动脉血气分析,以了解患者的呼吸功能状况。若患者呼吸急促、血氧饱和度下降、氧分压降低,提示患者呼吸功能受损。

2.采取合适体位

护理人员应协助患者卧床休息,减少耗氧量。非休克患者取半卧位,使腹肌放松、膈肌下降,有助于改善呼吸和减轻疼痛。半卧位还可促使腹腔内炎性渗出物局限于盆腔,减轻中毒症状。休克患者应取头低足高位。

3.禁食和胃肠减压

禁食可减少消化液的分泌,减轻腹部胀痛。通过胃肠减压,可吸出胃内容物,减少胃内积气和积液,从而达到减轻腹胀、避免膈肌抬高和改善呼吸功能的效果。

4.解痉镇痛

对诊断明确的剧烈疼痛患者,护理人员可遵医嘱给予消炎利胆药、解痉药或止痛药,以缓解疼痛,利于平稳呼吸,尤其是腹式呼吸。

5.吸入氧气

护理人员应根据患者呼吸的频率、节律、深浅度及血气分析情况选择给氧的方式,确定氧气的流量和浓度。例如,可通过鼻导管、面罩、呼吸机辅助等方法给氧,以维持患者正常的血氧饱和度及动脉血氧分压,改善缺氧症状,保证组织器官的氧气供给。

(五)营养支持

1.术前

对不能进食或禁食及胃肠减压的患者,护理人员可从静脉补充能量、氨基酸、维生素、水、电解质等,以维持和改善营养状况。对有凝血机制障碍的患者,护理人员应遵医嘱肌内注射维生素 K_1。

2.术后

患者在恢复进食前或进食量不足时,仍需从胃肠外途径补充营养素。患者恢复进食后,护理人员应鼓励患者从采用清流质饮食逐步转为进食高蛋白、高碳水化合物、高维生素和低脂的食物。

(六)并发症的预防和护理

(1)加强观察:观察患者的神志、生命体征、每小时尿量、腹部体征,观察引流液的量、颜色、性质,同时注意血常规、电解质、血气分析和心电图等检查结果的变化。若T管引流液呈血性,伴腹痛、发热等症状,应考虑胆道出血;若腹腔引流液呈黄绿色胆汁样,应警惕胆瘘的可能;若患者出现神志淡漠、黄疸加深、每小时尿量减少或无尿、肝肾功能异常、血氧分压降低或代谢性酸中毒以及凝血酶原时间延长等,提示多器官功能障碍或衰竭,护理人员应及时报告医师,并协助处理。

(2)护理人员应加强对腹壁切口、引流管和T管的护理。

(3)护理人员应加强支持治疗:患者发生胆瘘时,护理人员应在观察并准确记录引流液的量、颜色的基础上,遵医嘱补充水、电解质及维生素,以维持水、电解质平衡;鼓励患者进食高蛋白、高碳水化合物、高维生素、低脂、易消化的食物,防止因胆汁丢失,影响消化、吸收而造成营养障碍。

(4)维护器官功能:一旦出现多器官功能障碍或衰竭的征象,护理人员应立即与医师联系,并配合医师采取相应的急救措施。

五、护理效果评估

(1)患者及时得到补液,体液代谢维持平衡。

（2）患者的感染得到有效控制，体温恢复正常。

（3）患者能维持有效呼吸，没有发生低氧血症或低氧血症被及时发现和纠正。

（4）患者的营养状况得到改善或维持。

（5）患者没有发生胆道出血、胆瘘及多器官功能障碍或衰竭等并发症，或并发症被及时发现和处理。

第三节　胆道蛔虫病

胆道蛔虫病是饥饿、胃酸降低、驱虫不当等因素导致肠道内环境改变，肠道蛔虫上行钻入胆道所致的一系列临床症状，是常见的外科急腹症之一。该病多见于农村儿童和青少年。随着生活环境、卫生条件、饮食习惯的改善及防治工作的开展，该病的发病率已明显下降，但该病在不发达地区仍是常见病。该病的发病特点为突发性剑突下钻顶样剧烈绞痛，与较轻的腹部体征不相称，所谓"症与征不符"。首选B超检查，可见平行强光带或蛔虫影。处理原则是以非手术治疗为主，主要包括解痉镇痛、利胆驱虫、控制胆道感染、ERCP驱虫；在非手术治疗无效时，或患者合并胆管结石或有急性重症胆管炎、肝脓肿、重症胰腺炎等，可行胆总管切开探查术、T管引流术。

一、常见护理诊断/问题

（一）急性疼痛

急性疼痛与蛔虫进入胆管，引起奥迪括约肌痉挛有关。

（二）知识缺乏

患者缺乏预防胆道蛔虫病、饮食卫生保健的知识。

二、护理措施

（一）非手术治疗的护理

1.缓解疼痛

（1）卧床休息：护理人员应将患者安置于安静、整洁的病房，协助患者采取舒适体位；指导患者做深呼吸、放松以减轻疼痛。

（2）解痉止痛：患者疼痛发作时，护理人员应给加床护栏保护，专人在床旁守护，保证患者的安全；遵医嘱给予阿托品、山莨菪碱等药物。患者疼痛剧烈时可用哌替啶。

（3）心理护理：护理人员应主动关心、体贴患者，尤其在疼痛发作时，需帮助其缓解紧张、恐惧。

2.对症处理

患者呕吐时护理人员应及时清除患者口腔中的呕吐物，防止误吸，保持患者的皮肤清洁；患者大量出汗时应及时协助患者更衣，并保持床单元清洁、干燥。疼痛间歇期护理人员应指导患者进食清淡、易消化的食物，保证摄入足量水分，忌油腻食物。

（二）手术治疗的护理

这部分与胆石症的护理相同。

三、健康教育

（一）胆道蛔虫病的预防

1.养成良好的饮食卫生习惯

饭前、便后洗手，不饮生水，不食生冷、不洁的食物。对蔬菜应洗净、煮熟，对水果应洗净或削皮后食用。切生食、熟食的刀、板应分开。

2.注意个人卫生

勤剪指甲，不吮手指，防止病从口入。

（二）饮食指导

护理人员应给予患者低脂、易消化的流质或半流质食物，如面条、菜粥；指导患者在驱虫期间不进食过多油腻食物，避免进食甜、冷、生、辣食物，以免激惹蛔虫。

（三）用药指导

护理人员应指导患者遵医嘱正确服用驱虫药。应选择清晨空腹时或晚上临睡前服用，服药后注意观察大便中是否有蛔虫排出，并复查大便中是否有蛔虫卵。

（四）复查

护理人员应指导患者定期来院复查，必要时定期行驱虫治疗；当出现恶心、呕吐、腹痛等症状时，及时就诊。

第四节 门静脉高压症

门静脉高压症指门静脉血流受阻、血液淤滞、门静脉系统压力升高,继而引起脾大、脾功能亢进,食管和胃底静脉曲张、破裂出血,腹水等一系列症状和体征的疾病。门静脉主干由肠系膜上静脉、肠系膜下静脉和脾静脉汇合而成,其左、右两干分别进入左、右半肝后逐渐分支。门静脉系与腔静脉系之间存在 4 个交通支,即胃底-食管下段交通支、直肠下端-肛管交通支、前腹壁交通支和腹膜后交通支,以胃底-食管下段交通支为主。正常情况下上述交通支血流量很少。门静脉血流量占全肝血流量的 60%~80%,正常情况下压力为 1.3~2.3 kPa。门静脉压力高时,压力可升高至 2.9~4.9 kPa。

一、病因与病理生理

门静脉无静脉瓣,其压力由流入的血量和流出阻力形成并维持。门静脉血流阻力增加是门静脉高压症的始动因素。按阻力增加的部位,可将门静脉高压症分为肝前型、肝内型和肝后型,其中肝内型门静脉高压症在我国最常见。

门静脉高压形成后发生下列病理变化。

(一)脾大、脾功能亢进

门静脉高压形成后可见脾窦扩张、单核-吞噬细胞增生和吞噬红细胞现象。外周血细胞减少,以白细胞和血小板减少明显,称为脾功能亢进。

(二)静脉交通支扩张

门静脉高压形成后,正常的门静脉通路受阻,加之门静脉无静脉瓣,因而 4 个交通支大量开放,并扩张、扭曲而形成静脉曲张。其中最有临床意义的是食管下段、胃底形成的曲张静脉,因离门静脉主干和腔静脉最近,压力差最大,故受门静脉高压的影响最早,最明显。肝硬化患者常因胃酸反流而腐蚀食管下段黏膜,引起反流性食管炎,或坚硬、粗糙食物带来机械性损伤,咳嗽、呕吐、用力排便、负重等因素使腹腔内压力突然升高,造成曲张静脉破裂,可引起致命性大出血。

(三)腹水

门静脉压力升高,门静脉系统毛细血管床的滤过压增加,肝硬化引起低蛋白血症,血浆胶体渗透压下降及淋巴液生成增加,都是促使液体从肝表面、肠浆膜面漏入腹腔而形成腹水的原因。中心静脉血流量降低,继发性醛固酮分泌增多,导致钠、水潴留而加剧腹水形成。

(四)门静脉高压性胃病

约20%的门静脉高压症患者有门静脉高压性胃病。门静脉高压性胃病是门静脉高压形成时,胃壁淤血、水肿,胃黏膜下层的动-静脉交通支大量开放,胃黏膜微循环发生障碍,导致胃黏膜防御屏障的破坏而形成的。

(五)肝性脑病

门静脉高压症发生时,门静脉短路或手术分流造成大量门静脉血流绕过肝细胞,或肝实质细胞功能严重受损,致使有毒物质不能代谢而直接进入体循环,对脑产生毒性作用,出现精神神经综合征,称为肝性脑病或门体性脑病。胃肠道出血、感染、过量地摄入蛋白质、使用镇静药和利尿剂可诱发肝性脑病。

二、临床表现

门静脉高压症多见于中年男子,病情发展缓慢。主要表现是脾大、脾功能亢进、呕血、有黑便、有腹水、出现非特异性全身症状(如疲乏、嗜睡、畏食)。曲张的食管-胃底静脉一旦破裂,可发生急性大出血。肝功能损害引起凝血功能障碍,脾功能亢进引起血小板减少,因此出血不易停止。大出血引起肝组织严重缺氧,可导致肝性脑病。

三、辅助检查

(一)血常规

脾功能亢进时,血细胞计数减少,以白细胞计数降至3×10^9/L以下和血小板计数减少至70×10^9/L以下最为明显。

(二)肝功能检查

血浆清蛋白降低而球蛋白升高。血清总胆红素超过51 μmol/L(3 mg/dL),血浆清蛋白低于30 g/L提示肝功能严重失代偿。

(三)影像学检查

腹部超声可显示腹水、肝的密度及质地、血流情况;食管吞钡X线检查和内镜检查可见曲张静脉的形态;腹腔动脉造影的静脉相或直接肝静脉造影可明确静脉受阻部位及侧支回流情况,对于术式选择有参考价值。

四、治疗要点

(一)预防和控制急性食管-胃底曲张静脉破裂出血

肝硬化患者中仅有40%出现食管-胃底静脉曲张,其中50%～60%并发大出血。控制大出血的具体治疗方案需依据门静脉高压症的病因、肝功能储备、门静脉系统主要血管的可利用情况,以及医师的操作技能和经验来制定。

目前常用Child肝功能分级评价肝功能储备。Child A级、B级和C级患者的手术死亡率分别为0～5%、10%～15%和超过25%。

1.非手术治疗

对食管-胃底曲张静脉破裂出血、肝功能储备Child C级的患者,尽可能采用非手术治疗。对有食管-胃底静脉曲张但没有出血的患者,不宜做预防性手术。

(1)初步处理:输液、输血、防治休克。但应避免过度扩容,防止门静脉压力反跳性增加而引起再出血。

(2)药物治疗:首选血管收缩药,或与硝酸酯类血管扩张药合用。药物治疗早期再出血率较高,须采取进一步措施防止再出血。

(3)内镜治疗:包括硬化剂注射疗法(EVS)和经内镜食管曲张静脉套扎术(EVL)。但二者对胃底曲张静脉破裂出血无效。

(4)三腔管压迫止血:利用充气的气囊压迫胃底和食管下段的曲张静脉,达到止血目的,常适用于药物和内镜治疗无效的患者。三腔管压迫可使80%的食管-胃底曲张静脉出血得到控制,但约50%的患者排空气囊后又再出血。

结构:三腔管的一个腔通圆形气囊,充气后压迫胃底;一个腔通椭圆形气囊,充气后压迫食管下段;一个腔通胃腔,通过此腔可行吸引、冲洗和注入止血药。

用法:先向两个气囊各充气约150 mL,将气囊置于水下,证实无漏气后抽出气体。用液状石蜡润滑导管,由患者的鼻孔缓慢插管至胃内。插入50～60 cm,抽出胃内容物为止。此后,先向胃气囊充气150～200 mL后,向外拉提管直到三腔管不能被拉出,并有轻度弹力时固定;也可利用滑车装置,于尾端悬挂重量为0.25～0.5 kg的物品来牵引压迫。观察止血效果,如仍有出血,可再向食管气囊注气100～150 mL。放置三腔管后,应抽除胃内容物,并反复用生理盐水灌洗,同时观察是否从胃内吸出鲜血。如无鲜血,且脉搏、血压逐渐稳定,说明出血已基本控制。三腔管一般放置24小时,持续时间不宜超过5天。出血停止时先排空食管气囊,后排空胃气囊,观察12～24小时,如明确出血已停止,将管慢慢拉出。

并发症及预防:并发症包括吸入性肺炎、食管破裂和窒息等。故应在严密监护下进行三腔管压迫止血。注意下列事项:①置管期间严密观察患者的呼吸情况,慎防气囊上滑或胃囊破裂,食管囊堵塞咽喉而引起窒息;②做好肺部护理,以防发生吸入性肺炎;③置管期间每隔12小时将气囊放空10~20分钟,避免食管或胃底黏膜因长时间受压而发生溃烂、坏死、破裂。

(5)经颈静脉肝内门体分流术(TIPS):采用介入放射方法,经颈静脉在肝内肝静脉与门静脉主要分支间建立通道,置入支架以实现门体分流。TIPS用于食管-胃底曲张静脉破裂出血经药物和内镜治疗无效,肝功能失代偿(Child C级),不宜行急诊门体分流手术的患者。并发症包括肝性脑病、支架狭窄或闭塞。

2.手术疗法

手术疗法包括分流手术和断流手术两种方法。此外,肝移植是治疗终末期肝病并发门静脉高压、食管-胃底曲张静脉出血患者的最理想方法。

(二)解除或改善脾大、脾功能亢进

对于严重脾大,合并明显的脾功能亢进者,单纯行脾切除术效果良好。

(三)治疗顽固性腹水

对于肝硬化引起的顽固性腹水,有效的治疗方法是肝移植。

五、护理措施

(一)术前护理

1.休息与活动

肝功能代偿较好的患者应适当休息,注意劳逸结合。肝功能代偿差的患者应卧床休息,避免增加腹压的活动,如咳嗽、打喷嚏、用力大便、提举重物,防止食管-胃底静脉因腹内压升高而破裂出血。

2.心理护理

对门静脉高压出血患者,护理人员应稳定患者的情绪,避免其恐惧,防止出血量增多或因误吸而窒息。

3.饮食护理

患者应进食高热量、高维生素、无渣的软食,避免进食粗糙、干硬及刺激性食物,以避免诱发大出血。为减少腹水形成,需限制液体和钠的摄入,每天钠摄入量限制在500~800 mg(氯化钠1.2~2.0 g),少食含钠高的食物,如咸肉、酱菜、罐头。

4.维持体液平衡

护理人员应定时、定部位测量患者的体重和腹围,了解患者腹水变化的情况;遵医嘱使用利尿剂,记录24小时出入液量,并观察有无低钾血症、低钠血症。

5.预防和处理出血

对择期手术的患者,护理人员可于术前输全血,补充B族维生素、维生素C、维生素K及凝血因子,防止术中和术后出血。术前一般不放置胃管,对断流术患者必须放置胃管时,护理人员应选择细、软的胃管,插入时涂大量润滑油,动作轻巧,在手术室放置。当患者出血时护理人员应迅速建立静脉通路、备血,及时补充液体及输血。护理人员应对肝硬化患者用新鲜血,这样有利于止血和预防肝性脑病;严密监测患者的生命体征、中心静脉压和尿量,观察呕吐物的颜色、性状、量,大便的颜色、性状、量;遵医嘱给予止血药物,注意药物不良反应。

6.预防肝性脑病

急性出血时,肠道内血液在细菌作用下分解成氨,肠道吸收氨增加而导致肝性脑病。故使用弱酸性溶液灌肠(忌用碱性溶液灌肠),清除肠道内积血,减少氨的吸收;或使用肠道杀菌剂,减少肠道菌群,减少氨的生成。择期手术术前一天患者口服肠道杀菌剂,术前一晚灌肠,防止术后肝性脑病。

(二)术后护理

1.体位

脾切除术患者血压平稳后取半卧位。行分流术者为使血管吻合口保持通畅,1周内取平卧位或低坡半卧位(<15°),1周后可逐渐下床活动。

2.引流管护理

护理人员应对膈下置引流管者保持负压引流系统的无菌、通畅,观察和记录引流液的颜色、性状和量。如引流量逐日减少,颜色清淡,每天少于10 mL,可拔管。

3.并发症的预防和护理

并发症的预防和护理包括以下几方面内容:①护理人员应密切观察患者的血压、脉搏、呼吸,有无伤口、引流管和消化道出血情况。若患者的1~2小时经引流管引出200 mL以上血性液体,护理人员应警惕出血的发生。②护理人员应加强基础护理,预防患者的皮肤、口腔和肺部感染。③脾切除术后2周内,护理人员应隔天检查血小板,注意观察有无腹痛、腹胀和便血等肠系膜血栓形成的迹象。必要时,护理人员应遵医嘱给予抗凝治疗,注意用药后凝血时间延长、易出血等不良反应。

4.肝性脑病的观察和预防

肝性脑病的观察和预防包括以下几方面内容：①护理人员应对分流术后患者按时监测肝功能和血氨浓度,观察有无性格异常、定向力减退、嗜睡与躁动,黄疸是否加深,有无发热、畏食、肝臭等肝功能衰竭的表现。②术后24～48小时患者进流质饮食,待肠蠕动恢复后逐渐过渡到普食。分流术后患者严格限制蛋白质摄取量(<30 g/d),避免诱发或加重肝性脑病。③为减少肠道细菌量,分流术后护理人员应给患者使用非肠道吸收的抗菌药;护理人员应采用生理盐水灌肠或缓泻剂刺激患者排泄;保持患者大便通畅,促进氨由肠内排出。

5.其他

对分流术取自体静脉者,护理人员需观察局部有无静脉回流障碍;对取颈内静脉者,护理人员需观察有无头痛、呕吐等颅内压升高表现,必要时根据医嘱快速滴注甘露醇。

六、健康指导

(一)饮食

患者要少食多餐,养成规律的进食习惯。患者应进食无渣软食,避免粗糙、干硬及刺激性食物,以免诱发大出血;进食高热量、富含维生素的食物,保证足够的能量摄入。肝功能损害较轻者可酌情摄取优质高蛋白(50～70 g/d)。肝功能严重受损及分流术后患者应限制蛋白质的摄入。腹水患者限制水和钠的摄入。患者应戒烟、戒酒。

(二)活动

患者要逐步增加活动量,一旦出现头晕、心慌、出汗等症状,应卧床休息;避免劳累和过度活动,保证充分休息。

(三)避免腹内压升高

患者要避免咳嗽、打喷嚏、用力大便、提举重物等活动,以免诱发曲张静脉破裂出血。

(四)维持良好心理状态

患者要避免精神紧张、抑郁等不良情绪,保持乐观、稳定的心理状态。

(五)注意自身防护

患者应避免牙龈出血,用软毛牙刷刷牙,防止外伤。

(六)观察病情和及时就诊

护理人员应指导患者及家属注意避免出血的诱因及掌握出血先兆,掌握急救电话号码、紧急就诊的途径和方法。

第七章 骨科护理

第一节 骨 折

骨折是指骨的完整性或连续性中断。骨折是由创伤和骨骼疾病所造成,其中创伤性骨折多见,如交通事故、坠落或摔倒等;剧烈运动不当也可造成骨折。

一、病因

(一)直接暴力

暴力直接作用于局部骨骼使受伤部位发生骨折,常伴有不同程度的软组织损伤。

(二)间接暴力

暴力通过传导、杠杆、旋转和肌收缩使肢体受力部位的远处发生骨折。

(三)积累性劳损

长期、反复、轻微的直接或间接外力可致使肢体某一特定部位骨折,也称为疲劳性骨折。

(四)骨骼疾病

骨质疏松、骨髓炎、骨结核和骨肿瘤等导致骨质破坏,在轻微的外力下发生的骨折,称为病理性骨折。

二、临床表现

(一)症状

大多数骨折一般只引起局部症状,严重骨折和多发性骨折可导致全身反应。

1.休克

骨折后休克的主要原因是出血,特别是骨盆骨折、股骨骨折和多发性骨折,其出血量大者可达2 000 mL以上。

2.发热

患者骨折后一般体温正常,出血量较大的骨折,如股骨骨折、骨盆骨折,血肿吸收时患者可出现低热,但一般不超过38 ℃。开放性骨折患者出现高热时,应考虑感染的可能。

3.局部疼痛、肿胀、瘀斑或出血和功能障碍

骨折及合并损伤处疼痛;局部可见软组织出血、肿胀,甚至出现张力性水疱,外伤后由于血红蛋白分解,皮下瘀斑可变为紫色、青色或黄色;开放性骨折时,可见骨折部位出血。

(二)骨折的特有体征

1.畸形

骨折端移位可使患肢外形发生改变,主要表现为缩短,成角或旋转畸形。

2.异常活动

正常情况下肢体不能活动的部位,骨折后出现不正常的活动。

3.骨擦音或骨擦感

骨擦音或骨擦感是指骨折断端之间互相摩擦时所产生的轻微音响及感觉。

三、治疗原则及要点

骨折的治疗有三大原则,即复位、固定和康复治疗。

(一)复位

临床可根据对位和对线是否良好衡量复位程度。完全恢复到正常解剖位置者,称解剖复位;不明显影响愈合后功能者称功能复位。

1.闭合复位

闭合复位是指通过非手术方法达到骨折端复位,包括手法复位和牵引复位。

2.切开复位

切开复位是指采用手术的形式切开骨折部位的软组织,暴露骨折端,在直视下将骨折复位。

(二)固定

已复位的骨折部位必须持续固定于良好位置,直至骨折愈合。常用方法有

外固定和内固定。

1.外固定

外固定常用方法有以下几种。

(1)小夹板:适合四肢闭合性、无移位、稳定性骨折的患者。

(2)石膏绷带:可用于骨折复位后的固定。

(3)持续牵引:通过在身体某一部位采用拉力而达到对位、复位和固定的作用。

(4)外固定器:骨折复位后,在远离骨折处经皮肤小切口将钢针穿过骨骼,利用夹头在钢针上的移动和旋转矫正骨折移位,最后用外金属架固定。

2.内固定

采用金属或可降解材料,将切开复位的骨折固定在适当位置。

(三)康复治疗

(1)在病情允许的情况下,尽早鼓励患者进行伤肢的功能锻炼,防止关节僵硬及肌肉失用性萎缩。

(2)锻炼应遵循循序渐进的原则,活动范围从小到大,次数由少到多,时间由短至长,强度由弱至强,与患者共同制订锻炼计划。①早期锻炼:一般在骨折后2周内。此时,损伤部肿胀消退,骨痂尚未形成。锻炼方式主要限于肢体原位不动,自主的肌肉收缩和舒张,如握拳和足趾运动。②中期锻炼:一般在骨折后3~6周。损伤反应消退,肿胀消失,骨痂逐步生长成熟。上肢可较大幅度地活动肩、肘、腕关节,下肢练习抬腿及伸膝关节。③晚期锻炼:此期是关键时期,骨折已达临床愈合标准,特别是早、中期功能恢复不足的患者,肢体部分肿胀和关节僵硬应通过锻炼,尽早使之消除,并辅以药物熏洗和物理治疗,促进关节活动范围和肌力的恢复,早日恢复正常功能。

四、护理评估

(一)健康史

1.一般情况

了解患者的年龄、职业特点、运动爱好、日常饮食结构、有无酗酒等。

2.受伤情况

了解患者受伤的原因、部位和时间,受伤时的体位和环境,外力作用的方式、方向与性质,伤后患者功能障碍及伤情发展情况,急救处理经过等。

3.既往史

重点了解与骨折愈合有关的因素,如患者有无骨质疏松、骨折、骨肿瘤病史或手术史。

(二)身体状况

1.局部

评估患者骨折部位活动及关节活动范围,有无骨折局部特有体征和一般表现;皮肤是否完整,开放性损伤的范围、程度和污染情况;有无骨折并发症;有无局部神经、血管或脊髓损伤;石膏固定、小夹板固定或牵引是否维持于有效状态。

2.全身

评估患者有无威胁生命的严重并发症;观察意识和生命体征;观察有无低血容量性休克的症状。

(三)辅助检查

1.影像学检查

(1)X线检查:凡怀疑骨折者应常规进行X线检查,可显示临床上难以发现的骨折。即使临床上可以确诊骨折,X线检查也有助于了解骨折的部位、类型和移位等,对于骨折的治疗具有重要指导意义。

(2)CT、MRI检查:CT检查在复杂骨折或深部的损伤中显示优势,MRI检查适用于了解软组织的病理变化。

(3)骨扫描:有助于确定骨折的性质和并发症,如有无病理性骨折。

2.实验室检查

(1)血常规检查:骨折致大量出血患者可见血红蛋白和血细胞比容降低。

(2)血钙磷水平:在骨折愈合阶段,血钙磷水平常升高。

(3)尿常规检查:脂肪栓塞综合征时,尿液中可出现脂肪球。

(四)心理-社会状况

评估患者及其家属对骨折的心理反应,认知状况,康复知识的了解及支持程度。

五、护理措施

(一)心理护理

骨折多因意外创伤所致,患者会出现不同程度的紧张、痛苦、焦虑、愤怒等情绪,护士要态度和蔼,动作轻柔,多与患者沟通,从而取得患者的信任。向患者报告成功的病例,增加患者战胜疾病的信心和勇气。

(二)卧位护理

(1)保持室内空气新鲜,温湿度适宜,床单位整洁干净。

(2)取平卧位,四肢骨折患者可抬高患肢以利于静脉回流,减轻肢体肿胀。

(三)疼痛护理

指导患者听音乐、读书、看报分散注意力,移动患者时对损伤部位重点扶托、保护、缓慢移至舒适体位。必要时可应用吗啡、哌替啶等镇痛药,以减轻患者的痛苦。

(四)生活护理

(1)指导患者进食高营养、高蛋白、高维生素、富含纤维、易消化饮食,以保证机体营养的需求;鼓励患者多饮水,每天进行腹部按摩,预防便秘。

(2)给予患者生活上的照顾,满足基本需要,协助其翻身、排便等,定期为患者擦洗、洗头、剪指甲、更换衣服床单,使患者感觉舒适。

(五)并发症的护理

1.压疮

对长期卧床的患者,定时给予翻身,按摩骨隆突处,保持床单位平整,易受压部位用气垫及棉圈托起。一旦发生压疮,按压疮分期处理。

2.坠积性肺炎

骨折患者长期卧床不起,可发生坠积性肺炎。加强翻身叩背、协助肢体活动,鼓励患者做深呼吸及咳痰等运动。

3.血栓性静脉炎

骨折患者下肢长期制动,静脉血回流减慢,同时创伤后血液处于高凝状态,易发生血栓。在病情允许的情况下,应鼓励患者多进行患肢的功能锻炼,协助患者进行肢体的被动活动及按摩。如已发生血栓或静脉炎,应立即停止活动,遵医嘱给予抗凝治疗。

4.缺血性骨坏死

缺血性骨坏死是由于骨折段的血液供应中断所致,最常见于股骨颈骨折后或其他合并脱位的骨折,严重可致残。目前尚无有效的预防方法,对容易发生缺血性坏死的骨骼应延长固定时间,对股骨颈骨折可能发生缺血性坏死的患者,应推迟下床活动时间及患肢负重时间,以减轻骨骼变形。

5.缺血性肌挛缩

缺血性肌挛缩是肢体重要血管损伤及骨筋膜室综合征处理不当的后果,患者可出现爪形手或爪形足,严重可致残。

6.急性骨萎缩

急性骨萎缩是损伤所致的关节附近的痛性骨质疏松,骨折后早期患肢抬高、积极主动功能锻炼,促进肿胀消退,可预防其发生。如有发生,经过积极功能练习、物理治疗和局部封闭等,病变可以缓解。

7.关节僵硬

关节僵硬多因关节内骨折或患处关节长期固定,导致静脉和淋巴回流不畅,关节周围组织中浆液纤维性渗出和纤维蛋白沉积,发生纤维粘连并伴有关节囊和周围肌挛缩所致。应首先将患者肢体置于功能位,瘫痪肢体的关节、肌肉要经常按摩、理疗,辅以被动活动,促进局部的血液供应,早期适量的功能锻炼是防止关节僵硬的有效方法。

8.损伤性骨化

损伤性骨化多见于关节脱位及关节附近骨折者,因局部血肿、关节损伤和关节附近的骨折使骨膜剥离,形成骨膜下血肿所致。为预防本并发症的发生,应及时固定骨折或脱位,减轻骨膜损伤和局部出血。注意患肢固定与休息,早期功能锻炼以肌肉舒缩张收练习为主,切勿活动受伤关节。损伤早期不做理疗,防止过量出血及血肿增大。

9.创伤性关节炎

关节内骨折未准确复位、关节面不平整或畸形愈合可引起创伤性关节炎。活动时关节疼痛,多见于膝、踝等负重关节。关节内骨折后解剖复位是防止创伤性关节炎发生的关键,如手法整复不能达到解剖复位,应早期手术复位。

(六)病情观察

1.注意生命体征的观察

尤其是严重创伤患者,给予心电监护,对意识状态、呼吸、血压、脉搏、体温、尿量及用氧等情况做好记录。

2.观察骨折肢体外周血液循环及感觉运动情况

如肢体肿胀伴有血液循环障碍,应注意检查外固定物是否过紧;除创伤、骨折引起患者疼痛外,固定不理想、组织受压缺血等也会引起疼痛。应加强临床观察,不要盲目给予镇痛剂,警惕骨筋膜室综合征的发生,发生异常及时通知医师。

六、健康指导

(一)心理指导

告诉患者及家属功能锻炼的意义及方法,使患者真正认识其重要性,制订锻炼计划。锻炼的时间要比骨折愈合的时间长,应使患者有充分的思想准备,做到持之以恒。按计划进行功能锻炼,最大限度地恢复患肢功能。

(二)营养指导

调整膳食结构,保证营养素的供给。

(三)随访

遵医嘱定期复查,评估骨折愈合和功能恢复情况。

(四)出院指导

(1)要多休息,注意劳逸结合。
(2)宜进食高热量、高钙、维生素饮食,以利骨折修复。
(3)保持心情愉快,加强营养。
(4)继续加强功能锻炼。
(5)复诊:出院后1个月、3个月、6个月、1年复查X线片。

第二节 关节脱位

关节脱位是指由于直接或间接暴力作用于关节,或关节有病理性改变,使骨与骨之间相对关节面失去正常对合关系,多见于青壮年和儿童。四肢大关节中以肩关节和肘关节脱位最常见,髋关节次之。临床表现为关节疼痛、肿胀、局部压痛和关节功能障碍;特有体征为畸形、弹性固定及关节盂空虚。关节脱位早期可合并休克、骨折、神经血管损伤等,晚期可发生骨化性肌炎、骨缺血坏死和创伤性关节炎等。

一、常见关节脱位的特点

(一)肩关节脱位

肩关节前脱位的体征为关节盂空虚,肩峰突出,肩部失去正常饱满圆钝的外形,呈"方肩"畸形。新鲜性肩关节脱位,在进行充分的临床评估后,手法复位多可获成功。但手法复位失败,合并大结节骨折、肩胛盂骨折移位、软组织嵌入等患者,应积极采取手术治疗。合并有神经损伤者,手术时先探查神经,在保护神经的前提下进行手术复位。

(二)肘关节脱位

肘关节脱位的体征为肘部变粗后突,前臂短缩,肘后三角关系失常;鹰嘴突高出内外髁,可触及肱骨下端。若局部明显肿胀,则可能出现正中神经或尺神经损伤,亦可出现动脉受压的临床表现。

(三)髋关节脱位

髋关节后脱位时,患肢呈屈曲、内收、内旋及短缩畸形。臀部可触及向后上突出移位的股骨头。合并坐骨神经损伤时,表现为大腿后侧、小腿后外侧和足部全部感觉消失,膝关节的屈肌,小腿和足部全部肌肉瘫痪,足部出现神经营养性改变。前脱位髋关节呈明显外旋、轻度屈曲和外展畸形,患肢很少短缩,合并周围骨折损伤也较少见。

二、治疗

处理原则为早期复位、固定及功能锻炼。3周内行手法复位,易成功且功能恢复好。合并关节内骨折,经手法复位失败者考虑手术切开复位。复位后的关节应固定于适当位置,以利于组织修复。

三、护理问题

(一)焦虑

焦虑与外伤造成的心理压力、担心肢体功能障碍有关。

(二)疼痛

疼痛与关节脱位引起局部组织损伤、神经受压有关。

(三)躯体活动障碍

躯体活动障碍与关节脱位、疼痛、制动有关。

(四)潜在并发症

血管、神经损伤。

(五)有皮肤完整性受损的危险

有皮肤完整性受损的危险与外固定压迫局部皮肤有关。

四、护理措施

(一)非手术治疗的护理

1.体位

(1)抬高患肢并保持患肢于关节功能位,以利于静脉回流,减轻肿胀。

(2)肘关节复位后应用支具或长臂石膏托将肘部固定于屈肘90°功能位,再用三角巾悬吊于胸前,3周后去除。

(3)单纯肩关节脱位复位后腋窝处垫棉垫,用三角巾悬吊上肢,保持肘关节屈曲90°;关节囊破损明显或仍有肩关节半脱位者,将患侧手置于对侧肩上固定,腋下垫棉垫,固定3~4周。

(4)髋关节脱位闭合复位后患肢应置于外展中立位,皮肤牵引3~4周。

2.缓解疼痛

(1)局部冷热敷:伤后24小时内局部冷敷,以利于消肿止痛;24小时后热敷以减轻肌肉痉挛引起的疼痛。

(2)避免加重疼痛的因素:进行护理操作或移动患者时,托住患肢,动作轻柔。

(3)轻度疼痛予非药物干预,中度以上疼痛予非药物干预及药物干预措施。

3.保持皮肤完整性

使用石膏固定或牵引的患者,避免因固定物压迫而损伤皮肤。髋关节脱位固定后需长期卧床的患者,鼓励其经常更换体位,预防压疮产生。对于皮肤感觉功能障碍的肢体,应防止烫伤和冻伤。

4.心理护理

关节脱位多由意外事故造成,应耐心开导,使之心情舒畅,愉快地接受并配合治疗。

(二)手术治疗的护理

1.术前护理

协助做好术前检查及常规准备。

2.术后护理

(1)病情观察:应监测患者意识、生命体征;双下肢血液循环情况、感觉、活动恢复情况。观察伤口敷料有无渗血、渗液;引流液的量、颜色、性质;保持引流管通畅。

(2)疼痛护理。

(三)术后并发症的观察与护理

血管、神经损伤:移位的骨端压迫邻近血管和神经,可引起患肢缺血、感觉、运动障碍。应定时观察患肢远端血运、皮肤颜色、温度、感觉和活动情况等;若发现患肢苍白、皮温低,肿胀、疼痛加剧、感觉麻木时,应及时通知医师处理。

五、健康教育

(一)功能锻炼

(1)肩关节脱位固定期间须主动活动腕部与手指;疼痛肿胀缓解后,用健侧手缓慢推动患肢行外展与内收活动,活动范围以不引起患侧肩部疼痛为宜;解除固定后,开始进行肩关节的活动锻炼。锻炼须循序渐进,配合理疗、按摩,效果更好。

(2)肘关节脱位固定期间可做伸掌、握拳、手指屈伸等活动,同时在外固定保护下活动肩、腕关节及手指。去除固定后,练习肘关节的屈曲、前臂旋转活动及锻炼肘关节周围肌力,通常需要3~6个月方可恢复。

(3)髋关节脱位固定期间鼓励患者进行股四头肌收缩锻炼及其余未固定关节的活动。去除外固定后,持双拐下地活动,3个月内患肢不能负重,以免发生股骨头缺血性坏死。

(二)复查

遵医嘱来院复查,行X线及关节功能检查,如出现患肢肿胀、感觉麻木或疼痛、活动受限等不适时应及时就医。

第三节　强直性脊柱炎

强直性脊柱炎是类风湿因子血清阴性的脊椎关节病,常见于青年男性(占90%以上),男女发病比例在(10~14):1,一般于15岁以后发病,20~40岁多见。

一、诊断

(1)中青年男性患者。

(2)腰背痛、发僵感超过3个月并经休息不缓解。

(3)颈、腰、骶髂关节活动明显受限。

(4)合并虹膜炎。

(5)后期疼痛消失,但遗留不同程度的圆背强直畸形,髋关节也可发生强直,行走困难。病程长达10年。

(6)X线检查:骶髂关节处出现硬化,关节间隙模糊或消失。胸、腰椎体早期出现骨质疏松,以后骨增生,形成竹节样改变。

(7)类风湿因子多属阴性。

二、治疗

(1)全身和药物疗法与类风湿关节炎相同。

(2)早期深部X线照射治疗,可减轻疼痛。

(3)注意防止畸形发展。

(4)活动期患者应睡硬板床、低枕、仰卧,以防止驼背形成。

(5)手术治疗:①对晚期有严重驼背畸形者可行截骨矫形手术。②双侧髋关节强直者可行人工全髋关节置换术。

三、护理问题

(一)焦虑

焦虑与疼痛、关节功能障碍、不了解疾病知识、担忧预后有关。

(二)疼痛

疼痛与疾病有关。

(三)躯体移动障碍

躯体移动障碍与疼痛、关节僵硬有关。

(四)有失用性综合征的危险

有失用性综合征的危险与长期卧床、活动受限有关。

(五)知识缺乏

缺乏康复保健知识。

四、护理目标

(1)患者焦虑感减轻或消失。

(2)患者自诉疼痛的程度减轻,舒适感增加。

(3)患者卧床期间的基本生活需要能够得到满足。

(4)经过良好的医护措施,患者未发生失用性综合征。

(5)患者了解疾病、手术有关知识以及康复功能锻炼的方法。

五、护理措施

(一)病情观察

(1)生命体征的观察:强直性脊椎炎的患者因脊柱强直,手术不能用硬膜外麻醉或腰麻,故一般多用全麻。因此,应密切观察患者血压、脉搏、呼吸的变化。术后每小时测量1次,连续2次;稳定后可改为每2小时测1次,连续2次。清醒后根据病情而定,稳定后,仍要继续注意观察,特殊者按医嘱执行,并注意患者意识状态和患肢血液循环情况,注意体温变化,出现异常及时处理。

(2)注意观察腰背疼痛的程度、伴随症状及脊柱和肢体活动情况。

(3)若行骨盆牵引时,应密切观察双下肢血液循环。肢端可因吊带缠绕过紧而压迫血管、神经,引起青紫、肿胀、发冷、麻木、运动障碍以及动脉搏动弱或摸不到。遇有上述情况,应立即报告医师,详细检查,分析原因,及时调整,维持牵引处于正常状态。

(二)专科护理

(1)疼痛时,应卧床休息,防止发生驼背畸形。疼痛缓解,鼓励患者多活动,进行功能锻炼。

(2)行骨盆牵引时,抬高床尾端以产生反牵张力。如不抬高床尾,则须固定正身,以对抗加在骨盆上的牵引力。骨突部须用棉垫保护,以防发生压疮。

(3)功能锻炼:术后不宜过早进行直腿抬高活动,以免引起疼痛或移位。术后2~3天疼痛缓解后指导患者练习股四头肌等长收缩及未固定关节活动,拆线后即可坐起,在床上练习关节活动。待患者适应直立姿势后,可扶拐下地行走。行走时应注意保护,防止跌倒摔伤。

(三)心理护理

强直性脊柱炎的患者常因不明原因的腰痛及腰部僵硬感而引起思想顾虑,尤其需行人工髋关节置换术的患者,对患者的精神刺激较强,易导致心理不平衡,可出现较明显的心理反应。因此应关心和理解患者并及时给予安慰、鼓励,使患者获得心理支持,树立起战胜疾病的信心,配合治疗和护理。

(四)饮食护理

给予高蛋白、高维生素、富含钙和铁、易消化的食物,饮食应多样化,保持均衡并富有营养。

(五)给药护理

口服非甾体抗炎药时,应注意观察患者有无胃肠道出血等不良反应,最好同时服用制酸剂。术后应用抗生素治疗时,注意观察抗生素的疗效和不良反应。

六、健康指导

强直性脊柱炎是一种慢性进行性疾病,除药物及其他辅助治疗外,患者的自我护理、自我调整对促进疾病好转、防止疾病的发展有十分重要的意义,应注意以下几个方面。

(1)生活起居要适应四季的变化,注意保暖,避免受凉。

(2)注意休息,体力劳动及活动要适当,特别是在治疗的同时要辅以功能锻炼。

(3)多吃营养丰富的食物。忌吃生冷饮食,宜吃姜、酒等温热性食物,以利于温通血脉,散寒止痛。

(4)保持愉快的情绪,对于维持健康非常重要。

(5)全髋关节置换术患者出院后不宜负重,不宜剧烈运动。继续进行功能锻炼,如有不适,随时到医院复查。

第四节 类风湿关节炎

类风湿关节炎是一种以关节病变为主、发病原因尚未完全清楚的全身慢性结缔组织疾病。其特点为侵犯多个关节,常以手足小关节起病,多呈对称性。构成关节的各种组织,如滑膜、肌腱、韧带都有病变,而后发生软骨和骨的破坏。病程长,具有多发性、对称性,关节疼痛、肿胀,有急性发作和自行缓解并反复交替出现等特点。后期患者可出现关节强直和畸形、功能丧失,病变趋于自行静止。

一、诊断

(1)晨僵至少持续1小时。

(2)有3个或3个以上的关节同时肿胀或有积液,包括近侧指间关节、掌指关节、腕关节、肘关节、膝关节、踝关节和跖趾关节。

(3)掌指关节、近侧指间关节或腕关节中至少有一个关节肿胀或积液。

(4)在上述关节中有3个关节,同时出现对称性肿胀或积液关节。

(5)皮下类风湿结节。

(6)类风湿因子阳性。

(7)手和腕的后前位X线片显示有骨侵蚀或明确的骨质疏松。

第2~5项必须由医师认可,第1~4项必须持续6周以上,第2~7项中有4项者可以诊断为类风湿关节炎。

二、鉴别诊断

(一)风湿性关节炎

风湿性关节炎常伴有风湿热,多见于儿童,常侵犯大关节。患者常伴有游走性关节疼痛和肿胀,肿痛消失后,关节恢复正常。

(二)骨关节炎

骨关节炎多见于男性,65岁以上的人几乎普遍存在。X线片可见软骨下骨硬化,边缘骨及囊性变。

三、治疗

(一)全身治疗

(1)本病为慢性反复发作的疾病,首先应对患者做好思想工作,树立乐观精神,正确对待疾病。

(2)改善休养环境,使室内空气新鲜,阳光充足,避免冷湿。

(3)早期急性发作时应卧床休息,后期应结合药物治疗。对关节进行有规律的功能锻炼,防止关节畸形和肌肉萎缩。

(二)药物治疗

1.阿司匹林

阿司匹林治疗风湿病已有百年历史,疗效肯定。每天4~6 g,分3~4次口服,待病情缓解后逐渐减量,主要不良反应是胃肠道出血。

2.非甾体抗炎药

非甾体抗炎药常用的有布洛芬每天1 200 mg,分2次口服;双氯芬酸每天200 mg,分3~4次口服;吲哚美辛每天75 mg,分2~3次口服。此类药物常见的不良反应有:①胃肠道刺激症状,可嘱餐后服用;②肾毒性:老年及肾功能不全者应慎用。

3.肾上腺皮质激素

肾上腺皮质激素有强大的抗炎、抗过敏和抑制免疫反应作用,但停药后即复发,长期应用有明显不良反应。泼尼松 10 mg,每天 1 次,根据病情在短期内增减。

4.免疫抑制剂

甲氨蝶呤是二氢叶酸还原酶的抑制剂,剂量为 5～10 mg,每周 1 次,口服或注射。

5.其他药物

其他药物如蜂毒、蛇毒注射或局部涂搽。异体蛋白疗法、制剂疗法也有一定疗效。目前有关类风湿关节炎的治疗方案很多,有经典的金字塔模式和下台阶模式。

6.中药

雷公藤、青藤碱亦具有抗炎、镇痛及免疫抑制作用。

四、护理问题

(一)疼痛

疼痛与关节炎性反应、肿胀有关。

(二)躯体移动障碍

躯体移动障碍与关节疼痛、强直、畸形有关。

(三)皮肤完整性受损

皮肤完整性受损与风湿性血管炎引起的皮肤损伤有关。

(四)有失用性综合征的危险

有失用性综合征的危险与关节炎反复发作、畸形有关。

(五)预感性悲哀

预感性悲哀与疾病长期不愈、可能致残有关。

(六)知识缺乏

缺乏疾病有关知识。

五、护理目标

(1)患者学会运用减轻疼痛的技术和方法,使疼痛减轻,症状改善。

(2)患者活动受限减轻,能参加力所能及的日常生活或工作。

(3)患者学会自我护理皮肤的方法,受损皮肤面积缩小或愈合。

(4)患者掌握功能锻炼的方法,防止关节僵直。

(5)患者接受疾病事实,并能做些对家庭、社会有意义的事情。

(6)患者了解类风湿关节炎的诱因、症状、药物用法及不良反应、常规护理知识。

六、护理措施

(一)疼痛护理

(1)在急性炎症期注意休息,协助患者满足日常生活需要,帮助患者取舒适体位,并尽可能保持关节在功能位。

(2)遵医嘱使用消炎镇痛药物,告诉患者服药的重要性及药物不良反应,督促患者按指导方法按时服药。

(3)教会患者掌握一些放松技术,如缓慢深呼吸、全身肌肉放松、转移注意力等方法,减轻疼痛。

(4)关节局部进行热敷、理疗、按摩、红外线等治疗,缓解疼痛。

(二)生活护理

(1)协助患者满足日常生活需要,将常用物品放在患者易于取放的地方。

(2)关节僵硬明显者,进行局部理疗、按摩等缓解症状,帮助恢复关节功能。

(3)注意关节保暖,防止晨僵频繁发作、持续时间延长。

(4)症状缓解期注重关节功能锻炼,从事力所能及的生活和工作。

(三)皮肤护理

(1)保持皮肤清洁干燥,每天用温水轻轻擦洗,少用刺激性的洗涤用品。

(2)保持床铺平整、干燥、无屑,衣裤宽大、柔软。有躯体移动障碍者,注意定时翻身、按摩。

(3)对于皮肤的丘疹样红斑、溃疡者,需遵医嘱使用抗生素治疗、局部软膏涂擦、局部清创换药处理。

(4)有雷诺现象者,指导患者避免寒冷时外出,注意保暖,勿用冷水洗手洗脚,避免吸烟、饮咖啡等。

(四)预防失用性综合征

(1)向患者讲解关节失用的危害,希望患者配合以后的治疗和护理。

(2)对关节炎发作急性期、多关节患病、其他脏器受损的重症状者,宜采取卧床休息,并取关节功能位,保护关节功能,同时避免脏器受损。

(3)对急性发作期消退、患者症状明显改善后,可早期下床活动,并逐渐进行运动锻炼。根据病情选择适当的运动时间和强度。主要采取:①日常生活和步行训练;②关节可动范围的训练;③伸张运动;④增强肌力运动4种运动方法。

(五)心理护理

由于类风湿关节炎是一种反复发作、久治不愈的慢性疾病,患者极易产生焦虑或预感性悲哀的心理,加之疼痛、活动受限、功能障碍等更是影响患者的生活质量,医务人员要及时、耐心做好患者的心理护理。

(1)帮助患者正确认识到不良情绪对疾病的影响,长期的抑郁、焦虑等不良刺激,可导致细胞及各脏器功能下降,免疫功能低下,并发其他疾病,反过来加重本病病情。

(2)向患者介绍治疗成功的病例,同时查阅最新治疗进展,让患者树立战胜疾病的信心。

(3)做好患者家属和亲友的工作,帮助患者建立良好的社会支持系统,让患者体会到关心和他人的需要。

(4)教会患者掌握一些自我护理的知识和功能锻炼的方法,并从事力所能及的日常生活和工作,实现自我价值感。

七、健康指导

(1)教会患者掌握该病发作的诱因,避免寒冷、潮湿、过度劳累、感染等;居住的房间最好通风、干燥,按季节和天气的变化来增减衣服;平常用温水洗脸、洗手;发热时勿用冰袋降温;注意保暖、避免受寒,以免疾病复发,加重病情损害。

(2)教会患者掌握一些自我护理的知识和功能锻炼的方法。如休息与运动的护理:除关节炎急性期卧床休息外,日常要养成良好的生活方式和习惯,每天有计划地进行锻炼,维持关节功能,防止失用性综合征。用药的护理:各种药物的疗效因人而异,毒副作用也有个体差异,非甾体抗炎药大多有胃肠道反应,应在饭后服用,同时注重胃黏膜的保护;慢作用抗风湿药多有恶心、呕吐、皮疹、白细胞和血小板计数减少,严重肝肾功能损害、骨髓抑制等,用药过程中需定期监测血尿常规、肝肾功能及骨髓象;糖皮质激素因停药后容易反跳,须严格按医嘱用药,不得擅自减量和停药等。

(3)使患者了解疾病的症状、体征、病程、治疗方案,遵从医嘱,病情复发、症状加重时立即就医。

第八章 妇产科护理

第一节 自然流产

妊娠不足28周、胎儿体重不足1 000 g而终止者,称为流产。流产发生于妊娠12周前者称为早期流产;发生在妊娠12周至不足28周者称为晚期流产。

按流产发展的不同阶段,分为先兆流产、难免流产、不全流产、完全流产。①先兆流产:指妊娠28周前,出现少量阴道流血和/或下腹痛,妇科检查子宫颈口未开,胎膜未破,妊娠产物尚未排出,子宫大小与停经月份相符。妊娠尚有希望继续。②难免流产:指流产已不可避免。一般均由先兆流产发展而来,此时阴道流血增多,阵发性腹痛加重或出现阴道流水(胎膜破裂),妇科检查子宫颈口已扩张,有时可见胚胎组织或胎囊堵塞于子宫颈口内,子宫大小与停经月份相符或略小。③不全流产:难免流产继续发展,妊娠产物已部分排出体外,尚有部分残留于子宫腔内或嵌顿于子宫颈口处。由于子宫腔内残留部分妊娠产物,影响子宫收缩,导致流血持续不止,甚至因流血过多而发生休克。妇科检查子宫颈口已扩张,子宫颈口有妊娠物堵塞及不断有血液流出,一般子宫小于停经月份。④完全流产:指妊娠产物已全部排出,阴道流血逐渐停止,腹痛逐渐消失。

此外,流产还有稽留流产、习惯性流产、流产合并感染3种情况。①稽留流产:宫内胚胎或胎儿死亡后未及时排出者。典型表现是有正常的早孕过程,有先兆流产的症状或无症状;随着停经时间延长,子宫不再增大或反而减小,子宫小于停经时间,早孕反应消失,子宫颈口未开,质地不软。②习惯性流产:连续自然流产3次或以上者。往往每次流产发生在同一妊娠月份,其临床过程与一般流产相同。③流产合并感染:多见于阴道流血时间较长的流产患者,也常发生在不全流产或不洁流产时。常为厌氧菌及需氧菌混合感染。

一、临床表现

(一)停经

患者有明显的停经史,但是,妊娠早期流产导致的阴道流血很难与月经异常鉴别。

(二)阴道流血和腹痛

早期流产者常先有阴道流血,而后出现腹痛。晚期流产的临床过程与足月和早产相似:经阵发性子宫收缩,排出胎儿及胎盘,同时出现阴道流血。

二、辅助检查

(一)妇科检查

检查子宫颈口有无扩张,有无组织、有无堵塞,子宫大小是否与停经月份相符,子宫质地,有无压痛。

(二)B超检查

B超检查测定妊娠囊的大小、形态、胎心搏动等,辅助诊断流产类型。子宫腔、附件检查有助于稽留流产、不全流产及异位妊娠的鉴别诊断。

(三)妊娠试验

妊娠试验连续测定 β-人绒毛膜促性腺激素(β-human chorionic gonadotrophin,β-HCG)的动态变化。

三、治疗原则

确诊流产后,应根据其类型进行相应的处理。

(一)先兆流产

先兆流产者应卧床休息,严禁性生活,保证足够的营养支持,进行保胎治疗,如阴道流血停止、腹痛消失、B超检查证实胚胎存活,可继续妊娠。若临床症状加重,B超检查发现胚胎发育不良,β-HCG持续不升或下降,表示流产不可避免,应终止妊娠。

(二)难免流产

难免流产一旦确诊,应及早排出胚胎及胎盘组织,可行刮宫术,对刮出物仔细检查,送病理。

(三)不完全流产

由于部分组织残留在子宫腔或堵塞于子宫颈口,极易引起子宫大出血,故应在静脉输液、输血的同时行刮宫术或钳刮术,术后给以抗生素预防感染。

(四)完全流产

症状消失、B超检查子宫腔内无残留物后,如无感染,可不进行处理。

(五)稽留流产

死胎及胎盘组织在子宫腔内稽留过久,可导致严重的凝血功能障碍及弥散性血管内凝血的发生,应先行凝血功能检查,在备血、输液条件下行刮宫术,如凝血机制异常应纠正后再行刮宫术。

(六)习惯性流产

染色体异常夫妇应于孕前进行遗传咨询,确定可否妊娠。应进行夫妇血型检查及丈夫精液检查。明确女方有无生殖道畸形、肿瘤、子宫腔粘连。子宫颈内口松弛者应在孕14~24周行子宫颈内口环扎术。

(七)流产合并感染

流产合并感染的治疗原则为迅速控制感染,尽快清除子宫腔内残留物。严重感染时,可用卵圆钳夹出宫内残留物,忌用刮匙全面搔刮以免感染扩散。

四、护理评估

(一)健康史

评估患者有无停经史、早孕反应及其出现时间,阴道流血量、腹痛等。

(二)身心评估

1.症状和体征

根据流产的临床表现进行评估。

2.心理-社会评估

患者多数会担心胎儿安危,担心手术对身体的影响,担心影响下次妊娠。

(三)相关检查

了解患者需要进行的检查,给以相应的指导和检查后的护理,同时注意追踪检查结果。

五、护理问题

(一)有体液不足的危险

有体液不足的危险与出血持续不断或短时间内大量出血有关。

(二)有组织灌注量改变的危险

有组织灌注量改变的危险与流产出血有关。

(三)自理能力缺陷

自理能力缺陷与流产保胎卧床休息、静脉输液有关。

(四)预感性悲哀

预感性悲哀与即将失去胎儿有关。

六、护理措施

(一)心理护理

向患者介绍流产发生的原因、治疗、护理经过及预后,护士应主动与患者沟通,全面了解患者的个性、习惯及心理变化和不适症状,给予关怀,使其稳定情绪,减轻心理负担。

(二)病情观察

严密观察病情变化,观察患者生命体征的变化,有无腹痛、阴道流血情况,注意收集保留会阴垫,评估出血量,及时反馈给医师。

(三)医护配合

(1)对于先兆流产及习惯性流产的患者,遵医嘱采取措施缓解子宫收缩、止血、保胎使妊娠继续。告知患者应卧床休息,禁性生活。

(2)难免流产者必要时遵医嘱静脉滴注缩宫素以使子宫收缩。

(3)不全流产者若发生失血性休克,应做好输血、输液准备,给予抗生素预防感染。

(4)稽留流产配合处理时应做好凝血功能检查,及时纠正凝血功能障碍。

(5)发生流产感染,应配合积极抢救感染性休克及做好子宫切除的准备。

第二节 功能失调性子宫出血

功能失调性子宫出血简称功血,是由于生殖内分泌轴功能紊乱造成的异常子宫出血,分为无排卵性功血和有排卵性功血。功血是一个排除性的诊断,排除了子宫、阴道、外阴器质性病变和妊娠,血液病及其他消耗性疾病后才可以诊断。功血多以对症治疗为先,逐步明确病因后可望因病施治。

一、临床表现

(1)月经持续时间延长或月经量增多>80 mL,但月经周期规律。

(2)月经变频,月经期间隔<21天。

(3)月经周期不准,间隔时间增长,有时次数过频且伴有月经量增多及持续时间增长。

(4)月经中期出血。

二、辅助检查

(一)全血细胞计数检查

全血细胞计数检查确定有无贫血及血小板计数减少。

(二)凝血功能检查

凝血酶原时间、部分促凝血酶原激酶时间、血小板计数、出凝血时间等检查,排除凝血功能障碍性疾病。

(三)尿妊娠试验或血 β-HCG 检测

尿妊娠试验或血 β-HCG 检测除外妊娠。

(四)盆腔超声检查

盆腔超声检查了解子宫内膜厚度及回声,以明确有无子宫腔占位病变及其他生殖道器质性病变等。

(五)基础体温测定检查

基础体温测定检查不仅有助于判断有无排卵,还可提示黄体功能不全(体温升高天数≤11天)、黄体萎缩不全(高相期体温下降缓慢伴经前出血)。当基础体温双相,经间期出现不规则出血时,可了解出血是在卵泡期、排卵期或黄体期。

(六)血激素检查

适时测定孕酮水平可确定有无排卵及黄体功能,测定甲状腺素可迅速排除甲状腺功能异常,测定催乳素及其他内分泌激素水平以利于鉴别诊断。

(七)诊断性刮宫或宫腔镜下刮宫

异常子宫出血病程超过半年或超声子宫内膜厚度>12 mm,或年龄>40岁者,首次就诊可考虑采用诊断性刮宫或宫腔镜后刮宫,以了解子宫内膜情况。

三、治疗

(一)一般治疗

贫血者应补充铁剂、维生素C和蛋白质,严重贫血者需输血。出血时间长者给予抗生素预防感染。出血期间应加强营养,避免过度劳累。

(二)药物治疗

青春期及生育期无排卵性功血以止血、调整周期、诱发排卵为主。绝经过渡期功血以止血、调整周期、控制出血量、防止子宫内膜病变为治疗原则。有排卵性月经失调者中因黄体功能不足者治疗应以促进卵泡发育和排卵为主;因子宫内膜不规则脱落者应采用孕激素治疗,以促使子宫内膜及时完整脱落。

(三)手术治疗

1. 刮宫术

刮宫术能达到即刻止血的效果,同时能在了解子宫内膜病理和排除生殖道恶性病变后,以制定合理的激素治疗方案控制周期。

2. 子宫切除术

子宫切除术适合于经药物治疗效果不佳的功血及子宫内膜已发生癌前病变或癌变者。

四、护理评估

应对患者的病史、体格检查和一些辅助检查综合评估。

(一)评估病史

评估包括患者的年龄、月经史、婚育史、避孕措施、是否存在引起月经失调的内分泌疾病或凝血功能障碍性疾病病史,以及近期有无服用干扰排卵的药物或抗凝药物等,还应包括已做过的检查和治疗情况。仔细询问患者的月经情况,了解不正常月经的出血类型,是鉴别功血与其他异常子宫出血的最主要依据。

(二)体格检查

检查有无贫血、甲状腺功能减退、甲亢、多囊卵巢综合征及出血性疾病的阳性体征。妇科检查应排除阴道、子宫颈及子宫病变;注意出血来自子宫颈糜烂面局部还是来自子宫颈管内。

(三)辅助检查

根据病史及临床表现常可作出功血的初步诊断,评估辅助检查的目的是鉴别诊断和确定病情严重程度及是否已有合并症。

五、护理问题

(一)疲乏

疲乏与出血导致的继发贫血有关。

(二)有感染的危险

有感染的危险与反复阴道出血导致机体抵抗力下降有关。

(三)活动无耐力

活动无耐力与功血造成的月经异常增多、贫血有关。

六、护理措施

(1)做好心理护理及健康宣教,消除患者紧张情绪,有效地配合治疗。

(2)经常巡视患者,满足其生活需求,嘱患者卧床休息,减少活动量,防止大量出血、贫血引起昏厥。

(3)贫血严重者,遵医嘱做好配血、输血、止血措施。

(4)保持外阴清洁、干燥,每天用1:40碘伏溶液冲洗。

(5)保留会阴垫,随时注意出血情况,如有异常及时通知医师。

(6)遵医嘱给予抗生素,预防感染,每天测体温3次。

(7)使用性激素类药物治疗,注意时间、剂量准确,不得随意停服和漏服,以保持药物在血液中的稳定程度。

(8)给予高营养饮食,可补充铁剂、维生素C和蛋白质。

第三节 子宫肌瘤

子宫肌瘤是女性生殖系统最常见的良性肿瘤,由平滑肌及结缔组织组成,多发生于30~50岁妇女,病因不明。子宫肌瘤多见于子宫体,少见子宫颈肌瘤;按照肌瘤与子宫肌层的关系,子宫肌瘤可以分为肌壁间、黏膜下及浆膜下肌瘤。

一、临床表现

(1)月经改变:周期缩短,经期延长,经量增多,不规则阴道出血;长期月经量增多可引起不同程度的贫血。

（2）下腹部肿块：子宫超过妊娠 3 个月大小时，患者可于下腹正中扪及肿块，特别是膀胱充盈时更容易扪及。

（3）白带增多。

（4）腹痛、腰酸、下腹坠胀。

（5）压迫症状：肌瘤增大时，可压迫邻近器官，出现相应器官受压的各种症状，如尿频、尿急、便秘等。

（6）不孕或流产。

二、辅助检查

(一)B 超检查

B 超检查提示肿瘤的大小、多少和部位。

(二)宫腔镜检查

宫腔镜检查鉴别黏膜下肌瘤及其他的子宫腔内占位。

(三)子宫输卵管造影检查

子宫输卵管造影检查可见增大的子宫腔和子宫腔内充盈缺损。

三、治疗

(1)根据患者年龄、生育要求、症状、肌瘤部位、大小、数目全面考虑。

(2)是否需要处理取决于临床症状（表 8-1）。

表 8-1　子宫肌瘤处理原则

条　件	处理原则
有症状	治疗
无症状，直径＞4 cm，有生育要求	手术后妊娠
绝经后且肌瘤生长迅速不除外恶变	尽早手术

(3)治疗方法。①非手术治疗：无症状的患者可以 4～6 月随访 1 次；需要短期治疗改善一般情况或有手术禁忌证的患者可以给予促性腺激素释放激素、米非司酮等。②手术治疗见表 8-2。

四、护理评估

(一)健康史

评估患者的月经史、孕产史。

表 8-2　子宫肌瘤手术治疗原则

条　件	手术方式
脱出子宫颈口外的黏膜下肌瘤	经阴道子宫肌瘤剥除术
希望保留生育功能	子宫肌瘤剔除术(经腹、经阴道、腹腔镜、宫腔镜)
40岁以上;不希望保留生育功能	全子宫切除(经腹、经阴道、腹腔镜、宫腔镜)

(二)身心评估

1.症状和体征

根据子宫肌瘤的临床表现进行评估。

2.心理-社会评估

患者多数担心肌瘤恶变,担心手术对身体的影响,特别是对于切除子宫的患者会担心是否会影响夫妻生活,担心影响妊娠。

(三)相关检查

了解患者需要进行的辅助检查,给以相应的指导和检查后的护理,同时注意追踪检查结果,为以后的护理措施提供依据。

五、护理问题

(一)疲乏

疲乏与出血导致的继发贫血有关。

(二)有感染的危险

有感染的危险与反复阴道出血、手术等导致机体抵抗力下降有关。

(三)活动无耐力

活动无耐力与肌瘤导致的月经异常增多、贫血、手术有关。

六、护理措施

(1)提供疾病相关知识,给予情感支持,帮助患者增强信心。①评估患者目前所具备的疾病知识及错误概念,通过连续性的护理工作,逐步建立良好的护患关系,并有计划性地提供相关知识,纠正其错误的认识。②为患者提供表述内心焦虑、顾虑的机会和环境,提供住院期间和出院后可以被利用的信息资源及支持系统,减轻其无助感。③和医师配合进行知识宣教,使者确信子宫肌瘤不是恶性肿瘤的先兆,消除其不必要的顾虑,增强信心。④协助患者接受各种诊治方案,鼓励患者参与决策过程。

(2)医护配合,积极处理,缓解患者的各种不适。①术前贫血患者,根据医嘱给以相应治疗,并且做好安全的防护,防止患者发生跌倒、坠床等意外事件。②注意收集会阴垫,评估出血量。③压迫症状严重时,给予相应处理:给予尿潴留患者导尿,给予便秘患者缓泻治疗来缓解不适。

(3)手术患者按照腹部及阴道手术患者常规进行护理。

(4)健康指导,做好延伸护理。①使患者了解术后1个月复查的内容,具体的时间、地点、联系人等。②患者的性生活、日常的活动恢复都需要术后复查后再决定,做好术后随访的计划。

第四节 子宫内膜异位症

子宫内膜异位症是指具有生长能力和功能的子宫内膜组织种植在子宫腔以外部位而引起的疾病。

子宫内膜异位症是妇科的常见病、多发病,为生育期妇女常见的一种良性浸润性疾病,属妇科疑难病之一。中年妇女患病率约为15%;其发病年龄多在30～49岁。生育期妇女的发病率占不孕症患者的70%～80%,严重影响妇女的身心健康、工作及生育。子宫内膜可以异位到卵巢表面、输卵管、子宫直肠窝甚至膀胱等处,也可以异位到剖宫产伤口处,形成腹壁子宫内膜异位。

一、临床表现

(一)痛经

渐进性痛经是子宫内膜异位症常见而突出的特征,可发生在月经前、月经时及月经后。有的痛经较重难忍,需要卧床休息或用药止痛。疼痛常随着月经周期而加重,月经结束而消失。80%的子宫内膜异位症患者有明显的痛经症状。

(二)不孕

约有50%的子宫内膜异位症患者伴有不孕;在不明原因的不孕患者中,30%～40%患子宫内膜异位症。子宫内膜异位症患者常因病变造成的盆腔肿块、粘连、输卵管堵塞、卵泡发育不好或排卵障碍等因素引起不孕。

(三)月经不调

内在性子宫内膜异位症,月经量往往增多,经期延长。可能由于内膜增多所致,但多伴有卵巢功能失调。月经不调可作诊断参考,但在鉴别诊断中并无价值。

(四)性交疼痛

发生于子宫直肠窝、阴道直肠隔的子宫内膜异位症,会使周围组织肿胀而影响性生活。

(五)周期性直肠刺激症状

进行性加剧的周期性直肠刺激症状罕见于其他妇科疾病,是诊断本症最有价值的症状,表现为直肠、肛门、外阴部坠胀、坠痛、里急后重感和大便次数增多。

(六)周期性膀胱刺激症状

当子宫内膜异位症病变累及膀胱腹膜反褶或侵犯膀胱肌层时,会同时出现经期尿急、尿频等症状。若病变侵犯膀胱黏膜(膀胱子宫内膜异位症)则有周期性血尿和疼痛。

二、辅助检查

(一)血液肿瘤标志物检查

子宫内膜异位症患者通常伴有不同程度的CA125升高。

(二)B超检查

B超检查可以查看盆腔、卵巢情况,判断有无囊肿。

(三)X线检查

X线检查可做单独盆腔充气造影、盆腔充气造影、子宫输卵管碘油造影和单独子宫输卵管造影。多数患者有内生殖器官的粘连及肠曲粘连。

(四)腹腔镜检查

腹腔镜检查为诊断的有效方法。镜检所见最新鲜的种植灶呈黄色小水泡,陈旧的种植灶表现为蓝色结节。

三、治疗

(一)目的

减灭和消除病灶、缓解并解除疼痛、改善和促进生育、减少和避免复发。

(二)药物治疗

常用药物有以下3种。

1.口服避孕药

连续或周期用药,共6个月,常用药物有去氧孕烯炔雌醇、屈螺酮炔雌醇、炔雌醇环丙孕酮。

2.促性腺激素释放激素激动剂

目前临床常用的促性腺激素释放激素激动剂(gonadotropin releasing hormone-a,GnRH-a)为亮丙瑞林、曲普瑞林。前者皮下注射,后者肌内注射,1次/月,共3～6个月。

3.左炔诺孕酮宫内节育系统

左炔诺孕酮宫内节育系统常常联合 GnRH-a 使用,缓解或解除疼痛。

(三)手术治疗

手术治疗见表 8-3。

表 8-3 子宫内膜异位症的手术治疗

手术方式	适用人群
保守性手术	保留生育功能,尽量去除肉眼可见的病灶,分离粘连,适用于年轻或需要保留生育功能者
半根治性手术	切除子宫和病灶,但保留卵巢,适用于无生育要求但希望保留卵巢者
根治性手术	切除全子宫+双附件及所有肉眼可见的病灶,适用于年龄较大、无生育要求、症状重或多种治疗无效者
辅助性手术	子宫神经去除术及骶前神经切除术,适用于中线部位的疼痛者

(四)药物与手术联合治疗

手术治疗之前辅助药物治疗,可以达到缩小病灶及软化的作用,从而有利于缩小手术范围,手术后,继续给予药物治疗 2～3 个月,亦可起到减少复发的作用,特别是对于不能完全切除病灶的患者。

四、护理评估

(一)疾病史

根据最新的流行病学结果显示,子宫内膜异位症具有家族聚集倾向,因此护理人员需要了解患者的家族史,还要评估患者的月经史、婚育史、手术史、避孕方式等。

(二)身体评估

护理人员需评估患者痛经的程度、疼痛评分、有无性交痛及不孕等症状。

(三)社会-心理评估

评估患者对待疾病的态度,有无因性交痛及不孕导致的焦虑、抑郁心理,了解患者家属的应对方式及对疾病知识的了解程度。

五、护理问题

(一)疼痛

疼痛与子宫内膜异位种植有关。

(二)性功能障碍

性功能障碍与疾病导致的性交痛有关。

(三)自我紊乱

自我紊乱与疾病引起的不孕有关。

(四)恐惧

恐惧与担心疾病预后及复发有关。

六、护理措施

(一)GnRH-a治疗期间的护理

1.作用机制

GnRH-a是目前治疗子宫内膜异位症的"金标准"药物,其作用机制为减少经血逆流、抑制排卵、抑制子宫内膜异位灶出血、抑制子宫收缩、增加子宫内膜细胞凋亡。辅助手术治疗的术前用药不超过3个月。

2.不良反应

低雌激素引起的围绝经期症状及骨质疏松症状。围绝经期症状有以下4点。①精神、神经症状:潮热、汗出、心悸、眩晕、神经过敏、情绪不稳。②生殖道的改变:外阴皮肤干皱、阴道干燥致性交痛。③泌尿道的改变:尿频、尿急、尿失禁。④骨质疏松。

3.处理

(1)缓解围绝经期症状:反向添加治疗,对于使用>3个月的患者,添加利维爱1.25～2.5 mg/d。

(2)抗骨质疏松治疗:添加雌激素、选择性雌激素受体调节剂、降钙素、二磷酸盐类等抑制骨吸收,添加氟化物、生长激素、胰岛素样生长因子、他汀类药物刺激骨形成,目前抗骨质疏松治疗的药物尚未得到认可,尚待进一步研究。

4.护理

用药期间严密观察患者有无围绝经期症状,患者在用GnRH-a期间不会有月经来潮,严密观察患者有无阴道出血,患者症状明显时,及时通知医师给予相应处理。

(二)腹壁子宫内膜异位病灶切除术的护理

1.术前护理

(1)术前1天为手术患者监测3次体温,并观察患者有无异常情况,如患者出现发热(体温>37.5 ℃)、上呼吸道感染、月经来潮等情况,应及时通知医师,及早采取相应措施。

(2)术前1天遵医嘱配血,配血1 600 mL以上需抽两管血标本。

(3)皮肤准备:术前1天备皮,上至剑突下,下至大腿内侧上1/3,两侧达腋中线,清洁脐部。

(4)肠道准备:根据病情需要遵医嘱在术前1天或术前3天进行肠道准备。

(5)阴道准备:术前1天用1∶40的络合碘溶液冲洗阴道,早晚各1次。

(6)药品准备:遵医嘱术前1天准备抗生素及止血药,青霉素类应做好皮试。

(7)术前嘱患者沐浴、剪指甲,并准备好术后所需物品如卫生巾等。

(8)为提高患者对手术的耐受力,消除紧张情绪,手术前一晚遵医嘱给予镇静剂,如地西泮5 mg口服,以保证患者充分的休息与睡眠。

(9)膀胱准备:术前留置导尿管。

(10)手术当天的准备:患者应取下义齿、发卡、手表、钱及贵重物品,交给家属妥善保管。术前半小时遵医嘱给予术前用药,即基础麻醉药物,如阿托品、苯巴比妥等,使患者得到充分镇静,减少紧张情绪,注意防止支气管痉挛等麻醉引起的副交感神经过度兴奋。

(11)手术室接患者时,应与接诊人员核对姓名、手术名称、手术带药,无误后接走患者。

2.术后护理

(1)腹部伤口加压包扎:腹部压沙袋6小时,后改用两块长方形毛巾持续加压包扎一周。毛巾的尺寸为75 cm×40 cm,折成20 cm×10 cm×3 cm,置于腹部伤口敷料上,外裹腹带,略紧以患者无不适为宜。

(2)保持引流管通畅:每班交接班时重点交接空针式负压引流器,检查空针内引流液的颜色、量及性状,检查负压引流管的负压状态,如负压消失,及时更换。

(3)生命体征的观察:手术后24小时内患者病情尚未平稳,极易出现紧急情况,护理人员要全面了解、密切观察、有的放矢地进行护理。患者返回病室后应及时监测1次血压、脉搏、呼吸并做好记录,由于麻醉及手术对循环系统的抑制作用术后不能马上恢复,因此,应每15～30分钟监测1次血压、脉搏、呼吸直至平稳,必要时给予心电监护。

(4)术后止痛:患者在麻醉作用消失后,会感到伤口疼痛,通常24小时内最为明显。疼痛可影响各器官的功能,有效地止痛不仅可以减轻患者的痛苦,而且为各种生理功能的恢复创造了条件。按医嘱术后24小时内可用哌替啶等止痛药物或使用镇痛泵为术后患者充分止痛,保证患者得到充分休息。止痛剂的使用在术后48小时后逐渐减少,否则提示切口血肿、感染等异常情况,需报告医师及时给予处理。

(5)护理人员应注意观察患者有无出血的征象,如腹部伤口有无渗血、阴道出血情况,如果有引流的患者应观察引流液的量、色、性质有无异常等,如有异常要及时通知医师查看患者,同时结合患者其他情况,如患者出现口唇苍白、烦躁不安、出冷汗等症状,且血压下降、脉搏快而弱,应警惕发生内出血或休克。

(6)保持静脉通路通畅,输液速度适中,严格记录出入量。

(7)饮食护理:一般术后第1天流食,遵医嘱予以静脉补液;术后第2天半流食,术后第3天普食。

(三)输尿管支架置入术的护理

1.置入的目的

评估输尿管子宫内膜异位症的病变情况,术中支撑输尿管,避免损伤输尿管。

2.术前物品准备

准备利多卡因凝胶、0.9%生理盐水3瓶。

3.常见的并发症

常见的并发症有肉眼血尿、尿路刺激征、尿液反流、管内外尿盐沉积。

4.护理

(1)置入输尿管支架管后,输尿管膀胱的生理性抗反流作用减轻或消失,术后导尿不畅、便秘、咳嗽、卧位排尿、憋尿、平卧位等是造成尿液反流的主要原因。因此,术后采取半坐卧位,避免卧位排尿及憋尿,积极处理便秘、咳嗽。

(2)留置导尿管的护理:保持导尿管引流通畅,防止打折、扭曲、受压。下床活动时,尿袋低于耻骨联合。

(3)肉眼血尿的护理:嘱患者适当减少活动,多饮水,观察尿液的颜色及尿量的变化。若突然出现鲜红色尿液或肾区胀痛,及时通知医师给予处理。

(4)尿路刺激征的护理：患者自觉尿频、尿急、下腹不适甚至疼痛，原因有3个：①输尿管支架管放置位置不当；②输尿管支架管下移；③患者对异物不适应。排除前两项原因后，可用热水袋热敷膀胱区，如症状不缓解，遵医嘱给予止疼药物，口服泰勒宁，肌内注射山莨菪碱、舒敏、吗啡等。

(5)管内、外尿盐沉积的护理：输尿管支架管作为异物可诱发结石形成，还可诱发尿路感染，指导患者术后多饮水，每天在 2 000 mL 以上，达到冲洗的目的。饮食方面，限制肉类、钠盐及高草酸食物（菠菜、莴笋），遵医嘱给予碱化尿液的药物，如口服碳酸氢钠。

(四)健康指导

(1)活动：避免剧烈活动，尤其是大幅度、猛烈的弯腰动作，避免突然下蹲、四肢及腰部同时伸展动作，避免重体力劳动，输尿管支架管置入期间禁止性生活，以防止移位和滑脱。尽量减少平卧位，多采取头高脚低位休息。

(2)饮食：多饮水，每天达 2 000 mL 以上，限制肉类、钠盐及富含草酸食物（菠菜、莴笋）的摄入，可多食高纤维素食物，保证大便通畅。

(3)异常情况的观察：尿频、尿急、尿痛等膀胱刺激征，或发热、腰痛症状，可能并发了泌尿系统感染，应到医院复查。3 个月后返院拔管。

(4)除常规指导外，对有生育要求的患者还需特别指导其妊娠时机的选择：未进子宫腔者，禁止性生活 1 个月后尽早怀孕；进子宫腔者，禁止性生活 3 个月后尽早怀孕；使用 GnRH-a 类似物治疗的患者，停止用药、月经来潮后即可受孕。

第五节　子宫腺肌病

子宫腺肌病是子宫内膜腺体和间质侵入子宫肌层形成弥漫或局限性的病变，与子宫内膜异位症一样，属于妇科常见病和疑难病。子宫腺肌病多发生于 30～50 岁的经产妇，但也可见于年轻未生育的女性，这可能与各种子宫腔操作手术增多有一定关系。约 15% 的患者合并子宫内膜异位症，约 50% 的患者合并子宫肌瘤。

一、临床表现

(一)月经失调

有 40%～50% 的患者出现月经失调，主要表现为经期延长、月经量增多，部分患者还可能出现月经前后点滴出血,严重的患者可以导致贫血。

(二)痛经

25%的患者出现痛经,且是继发性、进行性加重的痛经。常在月经来潮前1周开始出现,当经期结束痛经即缓解。痛经初期服用止痛药物可以缓解,但随着病情进展,痛经需要服用的止痛药物剂量明显增加,使患者无法耐受。

(三)其他

大约有35%的患者无明显症状。

二、辅助检查

(一)妇科检查

妇科检查子宫常均匀增大呈球形,子宫腺肌瘤可表现为质硬的结节。

(二)B超检查

B超检查是术前诊断本病最有效的手段。阴道超声检查敏感性达80%,特异性可达74%。B超检查可见子宫均匀性增大,回声不均。

(三)血清CA125检查

部分子宫腺肌病患者血清CA125水平升高。

(四)宫腔镜检查

宫腔镜取病理活检可以明确诊断。

三、治疗

本病的治疗手段较多,临床决策需结合患者的年龄、症状及生育要求进行个体化选择。

(一)药物治疗

1.对症治疗

对于那些症状较轻,仅要求缓解痛经症状,尤其是近绝经期的患者,可以选择在痛经时予以非甾体抗炎药对症处理。因为异位的子宫内膜在绝经后会逐渐萎缩,所以,此类患者不需要手术治疗在绝经后病痛就会得到解除。

2.假绝经疗法

GnRH-a注射可以使体内的激素水平达到绝经的状态,从而使异位的子宫内膜逐渐萎缩而起到治疗的作用。此方法又称为"药物性卵巢切除"或"药物性垂体切除"。

3.假孕疗法

部分学者认为口服避孕药物或孕激素可以使异位的子宫内膜蜕膜化和萎缩而起到控制子宫腺肌病发展的作用,但也有部分学者认为子宫腺肌病异位的子宫内膜大多为基底层的子宫内膜,它们对孕激素不敏感。所以孕激素治疗子宫腺肌病的效果尚存在争议。

(二)手术治疗

手术治疗包括根治手术和保守手术。

根治手术即为子宫切除术。保守手术包括腺肌病病灶(腺肌瘤)切除术、子宫内膜及肌层切除术、子宫肌层电凝术、子宫动脉阻断术、骶前神经切除术和骶骨神经切除术等。

(1)子宫切除术适用于无生育要求,且病变广泛,症状严重,保守治疗无效的患者。而且,为避免残留病灶,以全子宫切除为首选,一般不主张部分子宫切除。

(2)子宫腺肌病病灶切除术适用于有生育要求或年轻的患者。因为子宫腺肌病往往病灶弥漫并且与子宫正常肌肉组织界限不清,因此如何选择切除的方式以减少出血、残留并利于术后妊娠是一个很困惑的问题。不同学者有不同的方案,目前并没有一个统一的术式。

(三)介入治疗

近年来,随着介入治疗技术的不断进步,选择性子宫动脉栓塞术也可以作为治疗子宫腺肌病的方案之一。其作用机制有以下5个方面。

(1)异位子宫内膜坏死,分泌前列腺素减少,缓解痛经。

(2)栓塞后子宫体变软,体积和子宫腔内膜面积缩小,减少月经量。

(3)子宫体积不断缩小和平滑肌收缩,阻断引起内膜异位的微小通道,降低复发率。

(4)局部雌激素水平和受体数量下降。

(5)在位内膜侧支循环的建立,可由基底层逐渐移行生长恢复功能。

四、护理评估

(一)健康史

评估患者既往月经史、孕产史情况,同时着重关注患者是否存在痛经进行性加重,月经量,是否有贫血症状。

(二)身心评估

评估患者的阳性体征,如有无贫血面容,妇科检查通过查体判断患者子宫的大小、性质、活动度。

(三)心理-社会评估

评估患者有无焦虑、知识缺乏等,评估患者及其家属对疾病的应对方式,对疾病治疗的支持程度。

五、护理问题

(一)疲乏

疲乏与月经量增多导致的继发贫血有关。

(二)疼痛

疼痛与疾病引起的痛经有关。

(三)活动无耐力

活动无耐力与疾病导致的月经异常增多、贫血、手术有关。

六、护理措施

(一)提供疾病相关知识,给予情感支持

(1)评估患者目前所具备的疾病知识及错误概念,通过连续性的护理工作,逐步建立良好的护患关系,并有计划性地提供相关知识,纠正其错误的认识。

(2)为患者提供表述内心焦虑、顾虑的机会和环境,提供住院期间和出院后可以被利用的信息资源及支持系统,减轻其无助感。

(3)与医师配合进行知识宣教,使患者消除不必要的顾虑,增强信心。

(4)协助患者接受各种诊治方案,鼓励患者参与决策过程。

(二)医护配合

(1)对于术前贫血患者,根据医嘱给以相应治疗,并且做好安全的防护,防止患者发生跌倒坠床的意外事件。

(2)注意收集会阴垫,评估出血量。

(3)手术患者按照腹部及阴道手术患者常规进行护理。

(4)药物GnRH-a的治疗和护理同子宫内膜异位症患者药物的护理。

(三)健康指导

(1)使患者了解术后1个月复查的内容,具体的时间、地点、联系人等。

(2)患者的性生活、日常的活动恢复都需要术后复查后再决定,做好术后随访的计划。

第六节 妊娠合并高血压

妊娠合并高血压(妊高征)是指间隔 6 小时以上测量孕妇血压至少两次≥18.7/12.0 kPa(140/90 mmHg),或孕期血压增加 4.0/2.0 kPa(30/15 mmHg),简称妊高征。

我国妊高征发病率为 9.4%～10.4%,国外发病率为 7%～12%。本病强调生育年龄妇女发生高血压、蛋白尿症状与妊娠之间的因果关系。多数病例在妊娠期出现一过性高血压、蛋白尿症状,分娩后即随之消失。该病严重影响母婴健康,是孕产妇和围生儿发病及死亡的主要原因之一。

一、临床表现

(一)轻度妊高征

轻度妊高征血压≥18.7/12.0 kPa(140/90 mmHg),<20.0/13.3 kPa(150/100 mmHg),或较基础血压升高 4.0/2.0 kPa(30/15 mmHg),可伴有轻微的蛋白尿(<0.5 g/24 h)和/或水肿。

(二)中度妊高征

中度妊高征血压≥20.0/13.3 kPa(150/100 mmHg),<21.3/14.7 kPa(160/110 mmHg),蛋白尿+(≥0.5 g/24 h)和/或水肿,无自觉症状或有轻度的头晕等。

(三)重度妊高征

1.先兆子痫

先兆子痫血压≥21.3/14.7 kPa(160/110 mmHg),蛋白尿++(≥5 g/24 h)和/或水肿,有头痛、眼花、胸闷等自觉症状。

2.子痫

子痫为在妊高征基础上有抽搐或昏迷。

(1)轻度:血压≥18.7/12.0 kPa(140/90 mmHg),妊娠 20 周以后出现,尿蛋白≥0.3 g/24 h 或定性 1+。

(2)重度:血压≥21.3/14.7 kPa(160/110 mmHg),尿蛋白≥2.0 g/24 h 或定性++以上。

二、辅助检查

（1）妊娠期高血压应定期进行以下常规检查：血常规检查、尿常规检查、肝功能检查、血脂检查、肾功能检查、心电图检查、B超检查。

（2）子痫前期、子痫视病情发展和诊治需要应酌情增加以下有关的检查项目：眼底检查，凝血功能检查，血电解质检查，超声等影像学检查，肝、胆、胰、脾、肾等脏器检查；动脉血气分析检查、心脏彩超检查及心功能测定检查；超声检查胎儿发育、脐动脉、子宫动脉等血流指数检查；必要时头颅计算机断层成像（computed tomography，CT）或磁共振成像（magnetic resonance imaging，MRI）检查。

三、治疗原则

妊娠期高血压疾病的治疗目的是预防重度子痫前期和子痫的发生，降低母胎围生期发病率和病死率，改善母婴预后。治疗的基本原则是休息、镇静、解痉，有指征地降压、利尿，密切监测母胎情况，适时终止妊娠。应根据病情轻重分类，进行个体化治疗。

（一）妊娠期高血压

妊娠期高血压应休息、镇静、监测母胎情况，酌情降压治疗。

（二）子痫前期

子痫前期应镇静、解痉，有指征地降压、利尿，密切监测母胎情况，适时终止妊娠。

（三）子痫

子痫应控制抽搐，病情稳定后终止妊娠。

（四）妊娠合并慢性高血压

妊娠合并慢性高血压以降压治疗为主，注意子痫前期的发生。

（五）慢性高血压并发子痫前期

慢性高血压并发子痫前期应同时兼顾慢性高血压和子痫前期的治疗。

（1）解痉、降压、镇静、合理扩容及必要时利尿。

（2）适时终止妊娠，终止妊娠的指征如下：①先兆子痫患者积极治疗24～48小时无明显好转。②先兆子痫患者，胎龄已超过34周者；胎龄不足，已超过34周，可用地塞米松促使胎肺成熟后终止妊娠。③先兆子痫孕妇，胎龄不足

34周,胎盘功能检查提示胎盘功能减退,而胎儿成熟度检查提示胎儿已成熟者。④子痫控制后2小时可考虑终止妊娠。⑤终止妊娠的方式有引产,适用于病情控制后,子宫颈条件成熟者(人工破膜、缩宫素静脉滴注、会阴切开、胎头吸引、产钳助产);剖宫产适用于子宫颈条件不成熟,有产科指征,不能在短时间内经阴道分娩者。

四、护理评估

(一)健康史

评估患者的月经史、孕产史。

(二)身心评估

1. 症状和体征

根据妊高征的临床表现进行评估。

2. 心理-社会评估

患者多数担心高血压的影响,特别是担心是否会影响胎儿早产,以及药物对胎儿的不良反应。

(三)相关检查

了解患者需要进行的辅助检查,给以相应的指导和检查后的护理,同时注意追踪检查结果,为以后的护理措施提供依据。

五、护理问题

(一)有受伤的危险

有受伤的危险与发生抽搐有关。

(二)焦虑、恐惧

焦虑、恐惧与胎儿安全及自身病情有关。

(三)潜在并发症

胎盘早期剥离。

六、护理措施

(一)轻度妊娠期高血压孕妇的护理

1. 加强产前宣教

向孕妇及家属讲解相关知识,督促孕妇每天数胎动,监测体重,及时发现异常。根据病情需要适当增加产前检查次数,加强母儿监测措施,提高孕妇自我保健意识。

2.保证休息

病情较轻的孕妇可在家休息。保证充足的睡眠,取左侧卧位为宜,休息不少于10小时。必要时也可换成右侧卧位,避免平卧位。保持精神放松,心情愉快。

3.合理饮食

孕妇需摄入足够的蛋白质、蔬菜,补充维生素、铁及钙剂。除了全身水肿的孕妇应限制食盐入量外,其他孕妇不必严格限制食盐摄入。

(二)子痫前期、子痫期孕妇的护理

(1)孕妇应住院治疗,病室应环境安静、空气新鲜,保证充分休息与睡眠,尽量采取左侧卧位,经常巡视孕妇,及时满足其生活需要,备好抢救药品及物品。

(2)遵医嘱按时测血压,如舒张压上升,提示病情加重。随时观察和询问孕妇有无头晕、头痛、恶心等自觉症状。

(3)注意胎心、胎动的变化。

(4)适当限制食盐入量(每天<3 g),每天或隔天测体重。每天记录液体出入量。测尿蛋白,必要时测24小时尿蛋白定量,查肝肾功能、二氧化碳结合力、眼底变化等项目。

(5)加强基础护理和心理护理。

(6)掌握药物的治疗和护理。①硫酸镁是目前治疗子痫前期、子痫期的首选解痉药物。掌握硫酸镁的用药方法、毒性反应以及注意事项。肌内注射法:常规硫酸镁混合液12 mL(25%硫酸镁10 mL+2%利多卡因2 mL)臀部深部肌内注射,每4~6小时可重复用药。注射部位如有硬结或疼痛,可行局部热敷促进药物吸收;静脉注射法:首剂量4 g(25%硫酸镁16 mL+5%葡萄糖溶液20 mL)静脉缓慢推注,再给5 g(25%硫酸镁20 mL+5%葡萄糖溶液500 mL)静脉滴注,速度为1 g/h,5小时滴完,每天总量<25 g。静脉注射时,应严格控制输入速度,以保证药物浓度,并注意切忌发生药液外渗;中毒反应包括膝反射消失、呼吸<16次/分、尿量<25 mL/h或<600 mL/24 h,每次给药前及用药期间必须保证不出现毒副作用,并在保证有足够尿量的前提下用药;解救措施:注射前准备好钙剂,如10%葡萄糖酸钙10 mL,若出现硫酸镁中毒立即静脉注射解救。②使用镇静、控制抽搐药物:地西泮10 mg肌内注射或静脉注射,静脉推注宜慢;冬眠合剂:冬眠Ⅰ号(哌替啶100 mg+氯丙嗪50 mg+异丙嗪50 mg)1/3量肌内注射。冬眠合剂易引起直立性低血压,产妇应卧床休息不能单独下床活动,以免发

生意外。镇静药物对胎儿呼吸有抑制作用,故在接近分娩时应限制使用。

(三)子痫患者的护理

(1)安置患者于单人房间,避免声、光刺激,所有治疗、护理操作应相对集中,动作要轻柔,减少任何不必要的刺激。

(2)患者一旦发生抽搐,应尽快控制。硫酸镁为首选药物,必要时可加用镇静药物。

(3)专人护理,防止受伤。在子痫发生后,应立即保持患者的呼吸道通畅,并立即吸氧。置开口器于口腔,防止唇舌咬伤。患者取头低侧卧位。加床档,防止抽搐时坠床。

(4)患者昏迷时应禁食,头偏向一侧,取出义齿,随时清理呼吸道分泌物及呕吐物,以免引起窒息或吸入性肺炎,加强口腔护理。

(5)保留导尿管,观察尿量及性状,做好皮肤护理。

(6)观察记录抽搐发生次数、持续时间、间歇时间,积极预防抽搐再次发生。

(7)密切观察病情变化,注意有无胎盘早剥、脑水肿、肺水肿、心力衰竭、肾衰竭的临床表现,若患者临产应做好新生儿抢救准备。

(四)产褥期的护理

(1)产妇在产褥期仍需继续监测血压,产后48小时内应至少每4小时观察1次血压。

(2)产后24~48小时应继续使用硫酸镁治疗,防止发生抽搐。

(3)使用大量硫酸镁的产妇,产后易发生子宫收缩乏力,恶露较多,应严密观察子宫复旧情况,防止产后出血。

(五)健康指导

(1)指导孕妇及家属了解妊娠高血压疾病的危害,定期做产前检查,及早治疗。

(2)孕妇应注意休息和营养。保持心情舒畅,争取每天卧床10小时以上,并以左侧卧位为佳,以增进血液循环,改善肾脏供血条件。

(3)饮食应清淡,降低食盐摄入量。

(4)如本次妊娠提前终止,指导产妇在血压正常后1年后再怀孕,怀孕时应早期到高危门诊就诊检查。

第七节 胎盘早剥

妊娠20周后或分娩期,正常位置的胎盘在胎儿娩出前,部分或全部从子宫壁剥离,称为胎盘早期剥离,简称胎盘早剥。胎盘早剥是妊娠晚期的一种严重并发症,具有起病急、发展快的特点,若处理不及时可危及母儿生命。国内报道发病率为0.46%~2.1%,国外报道发病率为1%~2%。

一、临床表现

根据病情轻重程度,Sher将胎盘早剥分为3度,见表8-4。

表8-4 胎盘早剥分度

分度	剥离面积	症状	腹部检查
Ⅰ度	剥离面积小	常无腹痛或轻微腹痛	子宫软、大小与孕周相符,胎位清楚,胎心率正常
Ⅱ度	胎盘面积的1/3	突然发生的持续性腹痛、腰酸或腰背痛	子宫大于孕周,子宫底升高。胎盘附着处压痛明显,子宫收缩有间歇,胎位可扪及,胎儿存活
Ⅲ度	胎盘面积的1/2	较Ⅱ度重,可出现恶心、呕吐、面色苍白、四肢湿冷、脉搏细数、血压下降等休克症状	子宫硬如木板,子宫收缩间歇时也不能松弛,胎位扪不清,胎心消失

二、辅助检查

(一)B超检查

正常胎盘B超图像显示其紧贴子宫体部后壁、前壁或侧壁。胎盘早剥典型的B超图像显示胎盘与子宫壁之间出现边缘不清的液性低回声区,并见胎盘增厚或胎盘边缘呈"圆形"裂开。严重胎盘早剥时可伴胎心和胎动的消失。若胎盘边缘已与子宫壁分离而未形成胎盘后血肿,则见不到上述图像,故超声检查结果阴性也不能完全排除胎盘早剥。

(二)实验室检查

全血细胞计数和凝血功能检查。Ⅱ度和Ⅲ度胎盘早剥患者应检查肾功能与二氧化碳结合力,并做弥散性血管内凝血筛选试验(血小板计数、凝血酶原时间、纤维蛋白原测定）。结果可疑者需做纤溶确诊试验（凝血酶时间、优球蛋白溶解时间、血浆鱼精蛋白副凝试验）。情况紧急时，也可抽肘静脉血 2 mL 于一干燥试管中，轻叩管壁，7 分钟后观察，若无血块形成或有易碎的软凝血块形成，则表明凝血功能障碍。

三、治疗

(一)纠正休克

休克抢救成功与否，取决于补液量和补液速度。对于病情危重、处于休克状态的患者应立即开放静脉通路，迅速补充血容量，改善循环。及时输入新鲜血液，既可补充血容量，又可补充凝血因子。

(二)及时终止妊娠

根据孕妇的胎次、病情轻重、胎产式、胎儿宫内情况、产程进展情况等决定终止妊娠的方式。

(三)处理并发症

对凝血功能障碍、急性肾衰竭和产后出血进行及时处理。

四、护理评估

(一)健康史

孕妇在妊娠晚期或临产时突然发生腹部剧痛，提示有急性贫血或休克现象。评估既往病史。对于孕妇患有妊娠期高血压或高血压病史、胎盘早剥史、慢性肾炎史、仰卧位低血压综合征及外伤史等，应进行全面的评估。

(二)身心状况

1. 症状和体征

根据胎盘早剥的临床表现进行评估。

2. 心理-社会评估

胎盘早剥孕妇入院时情况危急，孕妇及其家属常常感到高度紧张和恐惧。

(三)相关检查

了解患者需要进行的辅助检查，给以相应的指导和检查后的护理，同时注意追踪检查结果，为以后的护理措施提供依据。

五、护理问题

(一)有胎儿受损的危险

有胎儿受损的危险与胎盘功能障碍有关。

(二)焦虑、恐惧

焦虑、恐惧与胎盘早剥起病急、进展快、出血多,危及母儿生命有关。

(三)有感染的危险

有感染的危险与出血致机体抵抗力低有关。

(四)潜在并发症

弥散性血管内凝血。

六、护理措施

(1)严密观察患者病情变化,及时发现并发症。①严密监测患者血压、脉搏、呼吸及胎心的变化。②观察患者腹痛性质、程度及阴道流血情况。可在腹部标记宫底位置,通过宫底高度的变化了解内出血情况。保留会阴垫以查看阴道出血量和凝血功能。同时注意观察患者的精神状态、面色、肤色情况。③胎盘早剥易引发凝血功能障碍,应密切观察有无全身出血倾向,注意休克的早期症状。凝血功能障碍表现为皮下、黏膜或注射部位出血,子宫出血不凝,有时有血尿、咯血及呕血等现象。急性肾衰竭表现为少尿或无尿。护士应引起高度重视,一旦发现上述症状,立即通知医师给予相应处理。

(2)对已经诊断胎盘早剥的孕妇,应纠正休克,改善一般情况。护士应立即开放静脉通路,积极补充血容量。同时密切观察胎儿状态。

(3)为终止妊娠做好准备:根据具体情况决定分娩方式,做好分娩相应准备及新生儿抢救准备工作。

(4)心理护理:解释治疗及护理措施的目的,减轻孕妇的恐惧心理。

(5)预防产后出血:胎儿娩出后产妇易发生产后出血,因此分娩后应及时给予宫缩剂,并配合按摩子宫。产后应加强生命体征的观察,预防晚期产后出血的发生。

(6)产褥期护理:保持会阴清洁,及时更换会阴垫,预防感染。注意加强营养,纠正贫血。给予母乳喂养指导,死产者及时给予退乳措施。

第八节 前置胎盘

正常胎盘附着于子宫体部的后壁、前壁或侧壁。妊娠28周后,胎盘附着于子宫下段,甚至胎盘下缘达到或覆盖子宫颈内口,其位置低于胎先露部,称为前置胎盘。前置胎盘多见于经产妇,尤其是多产妇,是妊娠晚期严重的并发症,对产妇的影响包括胎盘粘连及胎盘植入、妊娠期出血、产后出血、贫血、感染。对胎儿的影响包括生长发育受限、胎儿宫内窘迫、早产。国外报道其发病率为0.5%,国内报道其发病率为0.24%~1.57%。

一、临床表现

(一)症状

典型症状是妊娠晚期或临产时,发生无诱因、无痛性反复阴道流血,偶有发生于妊娠20周者。多由于妊娠晚期子宫下段逐渐伸展,子宫颈内口受牵拉,子宫颈管缩短;临产后规律子宫收缩使子宫颈管消失,成为软产道一部分。子宫颈外口扩张,附着于子宫下段及子宫颈内口的胎盘前置部分,不能相应伸展而与其附着处分离,血窦破裂出血。阴道流血发生早晚、反复发生次数、出血量的多少与前置胎盘的类型有很大关系,见表8-5。

表8-5 前置胎盘分类

分类	与子宫颈内口的关系	出血时间	出血量
完全性前置胎盘	胎盘组织完全覆盖	妊娠28周左右	量多、频繁,有时可使患者陷入休克状态,称"警戒性出血"
部分性前置胎盘	胎盘组织部分覆盖	介于完全性前置胎盘和边缘性前置胎盘	介于完全性前置胎盘和边缘性前置胎盘
边缘性前置胎盘	胎盘附着于子宫下段,边缘到达子宫颈内口,但未覆盖	妊娠37~40周或临产	出血量也较少

(二)体征

患者一般情况与出血量多少有关。大量出血可致患者出现面色苍白、脉搏细数、血压下降等休克表现。大量出血也可导致胎儿宫内缺氧,甚至死亡。由于前置胎盘占据了胎儿正常的胎位空间,故易发生胎位异常。另外产妇抵抗力低,胎盘剥离面又靠近子宫颈口,细菌易经阴道上行发生产褥感染。

二、辅助检查

(一)B超检查

B超检查是目前最安全、有效的检查方法。根据胎盘下缘与子宫颈内口的关系,确定胎盘类型,阴道B超检查更准确。B超检查诊断前置胎盘时需注意孕周。孕中期B超检查发现胎盘前置者,不宜诊断为前置胎盘,因为妊娠晚期子宫下段的胎盘可随子宫体上移可转变成正常位置的胎盘,应称为胎盘前置状态。

(二)产科检查

前置胎盘位于子宫下段前壁时,可于耻骨联合上方听到胎盘血管杂音。

(三)产后检查胎盘及胎膜

若胎盘前置部分母体面有陈旧性紫黑色血块附着,或胎膜破口距胎盘边缘<7 cm,则为前置胎盘。对于产前出血者,产后应检查胎盘胎儿面有无血管断裂,可提示有无副胎盘。

三、治疗

治疗以抑制子宫收缩、控制出血、纠正贫血和预防感染为原则。根据阴道流血量多少、有无休克、孕周、产次、胎位、是否临产、子宫口开大程度、胎儿是否存活及前置胎盘类型等正确选择结束分娩的时间和方法。

(一)期待疗法

期待疗法能在保证孕妇安全的前提下尽可能延长孕周,从而减少早产,提高胎儿存活率。适用于妊娠<34周、阴道流血不多、胎儿体重<2 000 g、胎儿存活、全身情况良好的孕妇。

(二)终止妊娠

1.剖宫产

剖宫产适用于胎心异常;完全性前置胎盘,阴道持续大量流血;部分性和边缘性前置胎盘阴道出血量较多,先露高浮,短时间不能结束分娩者。因剖宫产能迅速结束分娩,可在短时间内娩出胎儿,对母儿相对安全,是处理前置胎盘的主要手段。术前应积极纠正休克,输液、输血补充血容量。术中注意子宫切口位置的选择,尽可能避开胎盘。

2.阴道分娩

阴道分娩适用于边缘性前置胎盘阴道出血不多、胎先露为头位、无头盆不称和胎位异常,产妇一般情况好,临产后产程进展顺利,估计在短时间内能结束分娩者。

四、护理评估

(一)健康史

详细询问患者在既往的孕产史中有无剖宫产术、人工流产术、子宫内膜炎、前置胎盘等;以及此次怀孕期间是否出现无诱因、无痛性、反复阴道流血症状,尤其是怀孕28周后。

(二)身心状况

1.症状和体征

根据前置胎盘的临床表现进行评估。

2.心理-社会评估

由于前置胎盘可出现突然的阴道流血,甚至出现休克症状,可使孕妇及其家属感到高度紧张、恐惧和担忧,同时也因对疾病知识的缺乏而感到茫然和束手无策。

(三)相关检查

了解患者需要进行的辅助检查,给以相应的指导和检查后的护理,同时注意追踪检查结果,为以后的护理措施提供依据。

五、护理问题

(一)有感染的危险

有感染的危险与前置胎盘剥离面靠近子宫颈外口,细菌易经阴道上行引起产褥感染有关。

(二)有胎儿受损的危险

有胎儿受损的危险与前置胎盘出血多引起胎儿宫内窘迫有关。

(三)恐惧

恐惧与母儿可能出现生命危险有关。

(四)生活自理能力缺陷

生活自理能力缺陷与前置胎盘要求绝对卧床休息有关。

(五)潜在并发症

出血性休克。

六、护理措施

(1)保证休息,减少活动与刺激。①患者应住院观察,绝对卧床休息,取左侧卧位,血止后方可轻微活动。②定时间断吸氧:每天3次,每次1小时,以提高胎儿血氧供应。③心理护理:主动给予患者生活护理及心理安慰,使患者保持心态平静,消除其紧张和顾虑,使其能更好地配合治疗和得到充分的休息。同时应减少各种刺激,禁止性生活,以降低出血机会。④医护人员进行各种检查时,动作应轻柔,禁止阴道检查及肛查。⑤多食粗纤维食物,保持大便通畅。

(2)纠正贫血状况。①饮食指导:建议孕妇多食高蛋白、高维生素及含铁丰富的食物,如动物肝脏、绿叶蔬菜及豆类等。②口服硫酸亚铁,必要时输血,维持正常血容量。

(3)加强巡视,密切观察患者病情变化:①严密监测患者生命体征,密切观察阴道出血量、色、性质,有异常及时通知医师。②严密监测胎儿宫内情况及观察产程进展情况。

(4)做好患者及新生儿的抢救准备工作。

(5)预防产后出血及感染:①胎儿娩出后及时使用缩宫素预防产后出血,严密监测患者生命体征,观察子宫收缩、阴道流血及排尿情况,同时监测血常规,如有异常及时通知医师给予相应处理。②合理应用抗生素,及时更换会阴垫,保持外阴清洁、干燥,预防感染。

第九节 早 产

早产是指妊娠满28周至不足37周之间分娩者。此时娩出的新生儿称为早产儿,体重多<2 500 g。各器官发育尚不够健全,其出生孕周越小,体重越轻,预后越差。据统计,国内约15%的早产儿于新生儿期死亡,而且早产占分娩总数

的 5%～15%,因此,防止早产是降低围生儿病死率的重要环节之一。

一、临床表现

患者主要表现是子宫收缩。最初表现为不规则子宫收缩,常伴有少许阴道流血或少许血性分泌物,之后可发展为规律有效的子宫收缩,使子宫颈管逐渐消失和子宫口扩张。

二、辅助检查

(一)阴道 B 超检查

若功能性子宫颈内口长度<30 mm,或子宫颈内口漏斗长度大于子宫颈总长度的 25%,则早产的可能性大。

(二)胎儿纤维连接蛋白

妊娠 20 周后,子宫颈、阴道分泌物中胎儿纤维连接蛋白>50 ng/mL,提示有早产的可能。

三、治疗原则

(1)若胎儿存活,无胎儿宫内窘迫、无胎膜早破,无严重妊娠合并症,应设法延长孕周,通过卧床休息和使用子宫收缩抑制药物,控制感染,预防新生儿呼吸窘迫综合征,尽量维持妊娠至足月,防止早产。

(2)若胎膜已破,早产不可避免时,应设法提高早产儿的存活率。

四、护理评估

(一)健康史

详细评估孕妇的病史及可致早产的高危因素:既往有流产史、早产史、产伤史或本次妊娠有阴道流血史的孕妇发生早产的可能性大,记录患者既往出现的症状及接受治疗的情况。

(二)身心状况

1.症状和体征

根据早产的临床表现进行评估。

2.心理-社会评估

由于早产对母儿健康产生威胁,结果不可预知,孕妇会出现紧张、焦虑、恐惧等不良的情绪反应,而且会把自己的行为与早产联系在一起从而产生自责感。

(三)相关检查

了解早产患者需要进行的辅助检查,给以相应的指导和检查后的护理,同时注意追踪检查结果,为以后的护理措施提供依据。

五、护理问题

(一)焦虑

焦虑与担心早产儿预后有关。

(二)有胎儿受伤的危险

有胎儿受伤的危险与早产儿发育不成熟有关。

六、护理措施

(1)保证休息:卧床休息是处理先兆早产的有效方法之一,以左侧卧位为宜,可减少自发性子宫收缩,同时能增加子宫的血液循环量,改善胎儿供氧及营养物质代谢。如果发生胎膜早破,而先露未定,应抬高臀部,避免发生脐带脱垂。

(2)避免诱发子宫收缩的活动,如性生活、提取重物、预防便秘等,尽量减少阴道检查、肛门检查、腹部检查,检查时动作应轻柔。

(3)加强对高危妊娠的管理,积极治疗妊娠合并症。如子宫颈内口松弛者应于孕14~16周行子宫颈内口环扎术,防止早产的发生。

(4)每天予以胎心监护,指导患者自数胎动的方法,发现异常及时通知医师给予相应的治疗措施。

(5)用药护理:先兆早产的主要治疗原则是抑制子宫收缩,同时预防胎膜早破,预防亚临床感染,积极治疗合并症和并发症。护理人员应该掌握相关药物的药理作用、使用方法及药物的不良反应,确保用药安全,避免毒性反应的发生,同时对患者进行健康宣教。产科常用抑制子宫收缩的药物有以下几类。①β_2肾上腺素受体激动剂:其药理作用为激动子宫平滑肌细胞膜上的β_2受体,从而抑制子宫平滑肌收缩,延长妊娠期。此类药物主要的不良反应有母儿心率增快、心肌耗氧量增加、血压下降、血糖升高、血钾降低、恶心、头痛、出汗等,因此,对合并心脏病、重度高血压、未控制的糖尿病等疾病的孕妇应慎用或不用。常用药物有利托君、沙丁胺醇。②硫酸镁:镁离子直接作用于子宫平滑肌细胞,拮抗钙离子对子宫收缩活性,从而抑制子宫收缩。常用方法为25%硫酸镁16 mL加于5%葡萄糖液100 mL中,在30~60分钟内静脉滴注完毕,然后用25%硫酸镁30 mL加于

5%葡萄糖液 500 mL 中,以每小时 1~2 g 的速度缓慢滴入直至子宫收缩停止,每天总量不超过 30 g。硫酸镁过量会使呼吸及心肌收缩功能受到抑制,危及生命,因此用药过程中要严密注意患者呼吸、膝反射及尿量的情况。如果患者呼吸<16 次/分、尿量<25 mL/h、膝反射消失,应立即停药,并给予钙剂拮抗。③钙离子通道阻滞剂:通过阻滞钙离子进入肌细胞从而抑制子宫收缩。常用药物有硝苯地平 10 mg 舌下含服,每 6~8 小时 1 次,用药时应密切注意患者心率及血压的变化。已用硫酸镁者慎用,防止血压急剧下降。④前列腺素合成酶抑制剂:通过减少前列腺素合成或抑制前列腺素释放,从而抑制子宫收缩。常用药物有吲哚美辛。但此类药可通过胎盘,长期大剂量使用会使胎儿动脉导管提前关闭导致肺动脉高压,也可使肾血管收缩,肾功能受损,羊水减少,故临床已较少应用此类药物。

(6)为预防早产儿发生肺透明膜病,在临产前遵医嘱给予地塞米松 6 mg 肌内注射,每天 2 次,共注射 2 天。

(7)临产后给予孕妇氧气吸入,慎用吗啡、盐酸哌替啶等抑制新生儿呼吸的药物。

(8)分娩前通知儿科医师,准备暖箱及新生儿抢救所需的药品和物品。

(9)分娩时应缩短第 2 产程,行会阴侧切术,减少分娩过程中对胎头的压迫。预防早产儿颅内出血,胎儿娩出后给予维生素 K 肌内注射。

(10)早产儿的护理:出生后立即保暖,加强护理,防止新生儿低血糖、呼吸窘迫综合征及感染的发生,加强喂养。

第十节 产后出血

产后出血指胎儿娩出后 24 小时内失血量超过 500 mL,为分娩期严重并发症,居我国产妇死亡原因首位。其发病率占分娩总数的 2%~3%。

一、病因

子宫收缩乏力、胎盘因素、软产道裂伤及凝血功能障碍是产后出血的主要原因。

(一)子宫收缩乏力

子宫收缩乏力为产后出血最常见的原因,影响子宫肌肉收缩和缩复功能的因素均可引起子宫收缩乏力性出血。

(二)胎盘因素

1.胎盘滞留

胎盘多在胎儿后15分钟内娩出,若30分钟后胎盘仍不排出,产妇会因为胎盘剥离面血窦不能关闭而导致产后出血。

2.胎盘粘连或胎盘植入

胎盘绒毛仅穿入子宫壁表层为胎盘粘连,胎盘绒毛穿入子宫壁肌层为胎盘植入。

3.胎盘部分残留

部分胎盘小叶或副胎盘残留于子宫腔,影响子宫收缩而出血。

(三)软产道损伤

软产道裂伤后未及时检查发现,导致产后出血。

(四)凝血功能障碍

任何原发或继发的凝血功能异常,均能发生产后出血。

二、临床表现

(一)阴道多量流血

胎儿娩出后立即发生阴道流血,色鲜红,应考虑软产道裂伤;胎儿娩出后数分钟出现阴道流血,色暗红,应考虑胎盘因素;胎盘娩出后阴道流血较多,应考虑子宫收缩乏力或胎盘、胎膜残留;胎儿娩出后阴道持续流血且血液不凝,应考虑凝血功能障碍;失血表现明显,伴阴道疼痛而阴道流血不多,应考虑隐匿性软产道损伤,如阴道血肿。

(二)休克症状

患者出现烦躁,皮肤苍白湿冷、脉搏细数、脉压缩小时,产妇可能已处于休克早期。休克分级见表8-6。

三、治疗原则

针对出血原因,迅速止血,补充血容量,纠正失血性休克,防治感染。

表 8-6　失血休克的分级

分级	休克指数	失血量(mL)	心率(次/分)	血压	呼吸频率(次/分)	尿量(mL/h)	神经系统症状
Ⅰ(代偿性)	0.5～1.0	500～700(20%)	≤100	正常	14～20	>30	轻度焦虑
Ⅱ(轻度)	1.0	1 000～1500(20%～30%)	>100	下降	20～30	20～30	焦虑,易激动
Ⅲ(中度)	1.0～1.5	1 500～2 000(30%～50%)	>120	显著下降	30～40	5～20	萎靡
Ⅳ(重度)	1.5～2.0	2 500～3 500(50%～70%)	>140	极度下降	>40	无尿	昏睡

四、护理评估

(一)健康史

护士除收集一般健康史外,尤其要注意收集与产后出血有关的健康史。如患者孕前患有出血性疾病、重度肝炎、子宫肌壁损伤史;多次人工流产史及产后出血史;妊娠高血压疾病,前置胎盘,胎盘早剥,多胎妊娠,羊水过多;分娩期产妇精神过度紧张,过多地使用镇静剂、麻醉剂;产程过长,产妇衰竭或急产以及软产道裂伤等。

(二)身心状况

评估产后出血量,同时评估由于产后出血所导致症状和体征的严重程度。

(三)相关检查

1.评估产后出血量

注意观察阴道出血是否凝固,同时估计出血量。测量失血量的常用方法有以下 3 种。

(1)称重法:失血量(mL)=[胎儿娩出后所有敷料湿重(g)－胎儿娩出前所有敷料干重(g)]/1.05(血液比重 g/mL)。

(2)容积法:常用有刻度的器皿收集阴道出血,可简单准确地了解出血量。

(3)面积法:将血液浸湿的面积按 10 cm×10 cm 为 10 mL 计算。目测失血量往往只是实际出血量的一半。

2.测量生命体征

轻度出血:心率过速,轻微血压降低;中度出血:心率过速,脉压减少,血压降低,烦躁,面色苍白,尿量减少;重度出血:心率>120 次/分,收缩压降至 8.0 kPa(60 mmHg),表情淡漠,面色苍白,四肢冰冷,无尿。

五、护理问题

(一)潜在并发症

(1)出血性休克。

(2)感染与失血后抵抗力降低及手术操作有关。

(二)活动无耐力

活动无耐力与产后出血引起的贫血有关。

六、护理措施

(1)加强孕期保健。有凝血功能障碍和相关疾病者,应积极治疗后再孕,必要时应在孕早期终止妊娠。

(2)第1产程严密观察产程进展,防止产程延长,保证产妇基本需要,必要时给予镇静剂以保证产妇的休息。

(3)第2产程严格执行无菌技术,胎儿娩出后立即静脉滴注缩宫素10 U,加强子宫收缩。

(4)第3产程正确处理胎盘娩出和测量出血量。胎盘娩出后,仔细检查胎盘、胎膜是否完整。

(5)督促产妇及时排空膀胱,以免影响子宫收缩致产后出血。

(6)早期哺乳,可刺激子宫收缩,减少产后出血的发生。

(7)预防感染,应用抗生素,保持外阴清洁。加强营养,纠正贫血,增强抵抗力。

(8)产后要密切观察产妇的子宫收缩、阴道出血及会阴伤口情况。

(9)若患者有产后出血应保持镇静,积极配合医师抢救。①立即建立静脉通路,用套管针,备好抢救物品,遵医嘱给予宫缩止血剂,按摩子宫。监测产妇血压,寻找出血原因,预防休克。②必要时配血,输血,或采取填塞子宫、结扎子宫动脉、结扎髂内动脉的措施。

(10)健康指导:①护士向孕妇讲解正常分娩过程,让孕妇了解子宫复旧及恶露的变化,发现异常及时就诊。②教会产妇按摩子宫,自测子宫收缩状态及会阴伤口护理。③指导产后坚持母乳喂养,刺激子宫收缩,降低产后出血的危险性。④产褥期禁止盆浴及性生活。

参考文献

[1] 吴卓洁,冷静.儿科护理[M].北京:人民卫生出版社,2020.

[2] 王淑妹.现代临床护理常规与护理管理[M].昆明:云南科技出版社,2019.

[3] 王绍利.临床护理新进展[M].长春:吉林科学技术出版社,2019.

[4] 马秀芬,王婧.内科护理[M].北京:人民卫生出版社,2020.

[5] 赵丽梅.现代常见病临床护理进展[M].上海:上海交通大学出版社,2019.

[6] 邹静,翟义,吕明欣.现代外科常见病护理新进展[M].汕头:汕头大学出版社,2019.

[7] 狄树亭,董晓,李文利.外科护理[M].北京:中国协和医科大学出版社,2019.

[8] 赵安芝.新编临床护理理论与实践[M].北京:中国纺织出版社,2020.

[9] 秦建锐.临床护理基础与护理管理[M].南昌:江西科学技术出版社,2019.

[10] 孙彩琴.当代临床护理新实践[M].长春:吉林科学技术出版社,2019.

[11] 王为民.内科护理[M].北京:科学出版社,2019.

[12] 刘爱平,袁春霞.内科护理[M].长沙:中南大学出版社,2019.

[13] 张金华.基础护理[M].郑州:郑州大学出版社,2019.

[14] 艾翠翠.现代疾病护理要点[M].长春:吉林科学技术出版社,2019.

[15] 毕经芳.实用临床常见疾病护理[M].北京:中国纺织出版社,2019.

[16] 刘莉.临床常见病诊疗策略与护理[M].天津:天津科学技术出版社,2019.

[17] 隋建玲.实用常见病临床护理精要[M].上海:上海交通大学出版社,2019.

[18] 杨佳霞.实用临床护理操作指南[M].上海:上海交通大学出版社,2019.

[19] 郑学风.实用临床护理操作与护理管理[M].北京:科学技术文献出版社,2020.

[20] 任潇勤.临床实用护理技术与常见病护理[M].昆明:云南科技出版社,2020.

[21] 魏晓莉.医学护理技术与护理常规[M].长春:吉林科学技术出版社,2019.

[22] 郭延莉.护理基础与基本技能[M].天津:天津科学技术出版社,2019.

[23] 吴欣娟.临床护理常规[M].北京:中国医药科技出版社,2020.

[24] 潘桂兰.精编常见疾病护理思维[M].汕头:汕头大学出版社,2019.

[25] 魏敏.现代疾病临床护理要点[M].合肥:安徽科学技术出版社,2019.

[26] 单珊.消化内科常见病护理新进展[M].汕头:汕头大学出版社,2019.

[27] 陈晓凤.现代常见病临床护理精要[M].上海:上海交通大学出版社,2018.

[28] 徐爱香.临床护理新进展[M].郑州:郑州大学出版社,2019.

[29] 张旭光.现代护理技术与要点[M].长春:吉林科学技术出版社,2019.

[30] 管清芬.基础护理与护理实践[M].长春:吉林科学技术出版社,2020.

[31] 丛玉霞.现代全科护理[M].郑州:郑州大学出版社,2019.

[32] 贾雪媛,王妙珍,李凤.临床护理教育与护理实践[M].长春:吉林科学技术出版社,2019.

[33] 刘奉,成红英.儿科护理[M].武汉:华中科技大学出版社,2020.

[34] 周秉霞.实用护理技术规范[M].长春:吉林科学技术出版社,2019.

[35] 蔡华娟,马小琴.护理基本技能[M].杭州:浙江大学出版社,2020.

[36] 邹丹.妇产科护理的主要感染问题及应对措施[J].基层医学论坛,2021,25(2):281-283.

[37] 张妙.内科护理管理中优质护理管理模式的应用[J].中国卫生产业,2019,16(26):1-2,5.

[38] 周付娇.基于护理实践技能为导向的护理技术教学改革的探索[J].国际医药卫生导报,2021,27(3):343-345.

[39] 高海燕.骨科护理中的风险因素评估与防范对策[J].世界最新医学信息文摘,2019,19(85):300,306.

[40] 黄剑虹,刘波.甲状腺手术患者护理质量在护理人员方面的影响因素分析[J].中国药物与临床,2019,19(20):3498-3500.